ESSAIS

SUR

LES INDICATIONS SÉMÉIOLOGIQUES

QU'ON PEUT TIRER

DE LA FORME DES ÉCRITS DES ÉPILEPTIQUES

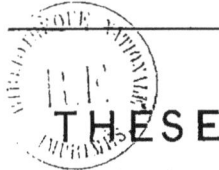

THÈSE

PRÉSENTÉE

A LA FACULTÉ DE MÉDECINE ET DE PHARMACIE DE LYON

Et soutenue publiquement le 15 Janvier 1890

POUR OBTENIR LE GRADE DE DOCTEUR EN MEDECINE

PAR

Amédée MATHIEU

Ancien externe des hôpitaux de Lyon
ex-interne de l'asile de Bron (1889)

Né à Hauteville (Ain), le 30 Mars 1861

LYON

IMPRIMERIE DE A. STORCK

Rue de l'Hôtel-de-Ville, 78

—

1890

PERSONNEL DE LA FACULTE

MM. LORTET. . . . . Doyen
GAYET. . . . . Assesseur

Professeurs honoraires

MM. DESGRANGES, PAULET, BOUCHACOURT, CHAUVEAU

Professeurs

Cliniques médicales	MM LÉPINE
	BONDET.
Cliniques chirurgicales	OLLIER.
	TRIPIER (Léon).
Clinique obstétricale et Accouchements	FOCHIER.
Clinique ophthalmologique	GAYET.
Clinique des maladies cutanées et syphilitiques	GAILLETON.
Clinique des maladies mentales	PIERRET.
Physique médicale	MONOYER.
Chimie minérale.	GLÉNARD.
Chimie organique et Toxicologie	CAZENEUVE.
Matière médicale et Botanique	CAUVET.
Zoologie et Anatomie comparée	LORTET.
Anatomie.	TESTUT.
Anatomie générale et Histologie.	RENAUT.
Physiologie	MORAT.
Pathologie interne	J. TEISSIER.
Pathologie externe	BERNE.
Pathologie et Thérapeutique générales	MAYET.
Anatomie pathologique	TRIPIER (Raymond)
Médecine opératoire	PONCET.
Médecine expérimentale et comparée	ARLOING.
Médecine légale	LACASSAGNE.
Hygiène	ROLLET
Thérapeutique	SOULIER.
Pharmacie.	CROLAS.

Professeurs adjoints

Clinique des Maladies des Femmes . . . . MM. LAROYENNE
Clinique des Maladies des Enfants . . . . X..., agrégé.

Chargés de cours complémentaires

Accouchements. . . . . MM. POULLET, agrégé.
Botanique . . . . BEAUVISAGE, agrégé.

Agrégés

MM. AUGAGNEUR	MM. CHANDELUX	MM. JABOULAY	MM. PERRET	MM. SABATIER
BARD	DIDELOT	LANNOIS	POLLOSSON	WEILL
BEAUVISAGE	FLORENCE	LEVRAT	POULLET	VINAY
BOUVERET	HUGOUNENQ	LINOSSIER	RODET	

M. ETIEVANT, Secrétaire,

EXAMINATEURS DE LA THÈSE

M. LACASSAGNE, Président; M. TEISSIER, Assesseur ; MM. ROQUE et LANNOIS, Agrégés.

A LA MÉMOIRE DE MON PÈRE

A MA MÈRE

MEIS ET AMICIS

A MON PRÉSIDENT DE THÈSE
M. le professeur LACASSAGNE

A M. LE DOCTEUR MAX-SIMON
Médecin en chef à l'asile de Bron

A M. LE DOCTEUR HENRY COUTAGNE

A MES MAITRES DANS LES HOPITAUX

AVANT-PROPOS

———

Legrand du Saulle dans son étude médico-légale sur l'épilepsie, s'occupant du testament des épileptiques écrit les lignes qui suivent :

« L'exécution graphique du testament olographe ne manque pas d'importance. De ce que l'écriture est ferme, tremblée, inégale, penchée, altérée, large, rapide, appliquée ou différente d'elle-même, il ne s'en suit pas sans doute que le testateur ait été raisonnable ou extravagant, mais un signe s'ajoute en passant à d'autres signes et constitue un appoint ou une contradiction. De toute façon il aide à faire la lumière.

« Tous les écrits des épileptiques sont généralement bien moins curieux à étudier que les écrits de certains aliénés. Ils renferment moins de fautes d'orthographe, moins d'erreurs de ponctuation, moins de mots soulignés, de traits de plumes, de dessins, d'emblèmes, de croix, de paraphes, d'émissions ou de répétitions, mais ils donnent cependant la mesure à peu près exacte de l'état du trouble momentané de la raison, du désordre si fréquent de la mémoire ou de l'abaissement du niveau mental. A ce titre ils doivent être examinés et interprétés. »

Nous ne connaissons aucun document autre que cette

citation relative à l'étude spéciale des caractères de l'écriture des épileptiques.

Aussi avons nous pensé, à l'instigation de M. le Dr Henry Coutagne qu'une esquisse séméiotique sur ce sujet pourrait avoir son utilité. Placé par notre internat à l'asile de Bron dans des conditions favorables à l'observation de plusieurs catégories d'épileptiques, rangés *administrativement* dans la classe des épileptiques aliénés nous avons pu assez facilement recueillir chez eux un ensemble de documents certainement insuffisants pour épuiser notre sujet, mais que nous croyons, dès à présent, utiles à publier.

Bien qu'en matière de névropathologie, la scission du physique et du moral soit particulièrement incertaine nous bornerons notre étude aux caractères de la forme des écrits laissant en dehors l'appréciation de leur fond.

Notre travail sera divisé en six chapitres :

Dans le premier, nous ferons un exposé historique des principaux travaux consacrés de nos jours à l'écriture tant par les auteurs, médecins ou physiologistes que par les graphologues.

Le second sera consacré à l'étude de la physiologie et du mécanisme de l'écriture.

Le troisième exposera les données que nous possédons actuellement sur l'utilisation de l'écriture à l'étude clinique et médico-légale des diverses maladies, et surtout des maladies nerveuses et mentales.

Dans le quatrième nous rappellerons succinctement les principaux traits cliniques de l'épilepsie en insistant surtout sur la symptomatologie et la pathogénie des troubles moteurs qui présentent les rapports les plus immédiats avec notre sujet.

Le cinquième chapitre sera consacré à la relation de nos observations personnelles.

Enfin, dans le dernier chapitre nous analyserons les constatations contenues dans nos observations et en chercherons les applications cliniques et médico-légale avant d'en tirer les conclusions.

Nous tenons à exprimer nos remerciments à M. le professeur Lacassagne qui nous a fait l'honneur d'accepter la présidence de notre thèse.

Nous prions M. le Dr Max-Simon, médecin en chef à l'asile de Bron et médecin-inspecteur des asiles privés du Rhône, de recevoir l'expression de notre vive reconnaissance. C'est sous sa direction que nous avons fait nos premiers pas dans l'étude de l'aliénation mentale et nous n'avons toujours eu qu'à nous louer des bons conseils qu'il nous a donnés pendant notre année d'Internat à l'asile de Bron en 1889.

Que M. le Dr Henry Coutagne chef des travaux pratiques de médecine légale à la Faculté de médecine de Lyon, veuille bien agréer ici nos plus vifs remerciments. C'est lui qui nous a inspiré le sujet de notre thèse et nous a constamment guidé dans nos recherches et nos appréciations.

CHAPITRE PREMIER

———

Historique

.

Les auteurs qui se sont occupés de l'écriture et ont recher-
ché les altérations de forme qu'elle présente sous des in-
fluences pathologiques sont peu nombreux dans le monde
médical et scientifique. Pourtant, depuis longtemps les médecins aliénistes avaient étudié les écrits des aliénés au point de
vue du style et comme mode d'expression des idées délirantes. Ils avaient signalé dans la paralysie générale en
particulier des troubles de la motilité réagissant sur l'écriture, mais en passant rapidement sur ce sujet et en
considérant ces caractères comme secondaires et peu
importants.

Le premier auteur qui, à notre connaissance, se soit
occupé des écrits des aliénés comme représentation graphique est Marcé, en 1864, dans son *Etude sur la valeur
des écrits des aliénés au point de vue de la séméiologie et de
la médecine légale.*

Il a consacré un chapitre spécial à la forme et au dessin
des lettres. Il remarque dans ces écrits les changements que
l'excitation peut imprimer à l'écriture et recommande de

tenir toujours compte pour l'appréciation de ces documents de la vue du malade, de son attitude, des habitudes bizarres qu'il pourrait avoir. Puis, poursuivant son étude dans chaque forme de folie, il signale l'aspect de l'écriture dans l'excitation maniaque, dans la mélancolie, dans la démence, dans la paralysie générale. Enfin, dans une dernière partie, il montre l'utilité de l'examen de l'écriture au point de vue médico-légal et, comme exemple à l'appui, rappelle une expertise judiciaire qui lui fut confiée pour examiner un testament, et dans laquelle l'examen de l'écriture de la même personne, à plusieurs années d'intervalle, a pu l'aider à formuler son diagnostic de paralysie générale.

Tardieu dans son *Etude médico-légale de la folie*, a publié de nombreux spécimens d'écriture et s'efforce d'attirer l'attention sur cette question, mais sans entrer plus profondément que Marcé dans son analyse. En 1877, Legrand du Saulle, dans son *Etude médico-légale sur l'épilepsie*, attire l'attention sur les troubles de l'écriture dans la citation que nous avons faite au début ; il y revient en 1879 dans son *Etude médico-légale sur les testaments*, où il étudie aussi l'écriture de quelques autres maladies cérébrales Nous nous contenterons de signaler un travail de Raggi (1874) et un autre de Buchwald (1878) sur le mode d'écriture des aphasiques avec hémiplégie droite. Citons aussi les travaux sur l'écriture, de Nicolas (1878), de Vogt (1880).

En 1880 Erlenmeyer publie une étude physiologique de l'écriture qui a eu un grand retentissement ; c'est lui qui a émis l'idée, sur laquelle nous reviendrons, d'un centre de coordination pour cette fonction. Quelque temps après, paraît sur le même sujet un travail du docteur Berlin, de Stuttgart (1881).

La même année paraît, dans la *Revue scientifique*, le mécanisme de l'écriture, du docteur Javal, étudiée surtout au point de vue de l'hygiène.

De 1882, à 1888 nous pouvons citer les travaux de Bianchi (*Lo sperimentale*, 1782), de Kœnigshofer (1883), de Peretti (même année), sur l'écriture spéculaire ; de Berlin, *Ecriture chez les gauchers*; de W. Stone, *Troubles cérébraux amenant l'impossibilité d'écrire*.

En 1882 le D' Martial Durand a publié un travail sur l'*Ecriture en miroir*.

Dans la thèse de Jobert (Lyon 1886) nous trouvons quelques mots sur l'*Ecriture chez les gauchers*.

A la même époque nous avons une étude sur les *Troubles d'écriture chez les sujets semi-idiots*.

En 1888, Binet étudie l'*Ecriture hystérique*.

En 1888, mon maître, M. le docteur Max Simon, publie dans les *Archives de l'anthropologie criminelle de Lyon* une étude très approfondie *sur les écrits des aliénés* envisagés au double point de vue des idées délirantes qu'elles expriment et de l'aspect des lettres et de l'agencement dont les mots sont formés. Nous aurons à utiliser largement ce mémoire qui constitue une étude importante dans la seméiotique de l'écriture.

Si nous recherchons dans la littérature médico-légale des observations ou rapports dans lesquels l'écriture ait été spécialement étudiée, nous trouverons peu de documents ; outre le fait de Marcé cité plus haut, nous citerons une observation du professeur Lacassagne (relatée dans le mémoire de M. Max Simon) dans laquelle un tremblement de l'écriture a été utilisé pour le diagnostic d'une folie simulée.

Nous croyons devoir faire observer ici que dans les nombreuses expertises en écritures qui se sont produites

devant les tribunaux. il s'est presque toujours agi de recon-
naître l'*identité* de l'écrivain et non pas son état physique
ou mental. On comprend donc qu'elles aient été soustraites
au médecin et confiées à des experts spécialistes.

Aussi en dehors ne notre profession l'écriture a été l'objet
de nombreuses recherches. Quelques esprits se sont efforcés
de deviner d'après quelques lignes qui leur étaient soumises
le caractère, les dispositions morales et la tournure d'esprit
de celui qui les avait écrites. Cette étude de l'écriture maté-
rielle a reçu le nom de *graphologie*. Les renseignements que
nous avons eus sur cette matière sont dus à M. Varinard,
directeur de la *Revue de graphologie*; qu'il veuille bien
recevoir nos remerciments pour la bienveillance avec
laquelle il s'est mis à notre disposition pour nous mettre au
courant d'un sujet qui nous était étranger. Nous sommes
incompétent en graphologie, mais il nous a semblé qu'il
serait d'un certain intérêt de signaler ces études au monde
médical où elles paraissent généralement inconnues et
qui devrait pourtant leur faire au moins l'honneur de les
critiquer.

La graphologie est la science de l'écriture envisagée non
au point de vue du style mais au point de vue de la formation des lettres.

Par l'examen de la forme des lettres, de leurs courbes,
de leurs angles, de leur inclinaison, de leurs proportions,
de la ponctuation, de la direction des lignes, de la largeur,
de la netteté des interlignes, la graphologie déduit le caractère, les qualités, les défauts, les forces, les aptitudes, les
goûts, les passions, la franchise, la nature de la volonté, de
l'intelligence, etc. en un mot tout ce qui constitue l'être
moral. » (Varinard)

Les graphologues modernes se réclament de précurseurs nombreux. Il faut remonter jusqu'en 1535 pour trouver le premier ouvrage didactique traitant de la signification de l'écriture.

Lavater en Suisse, Baldo en Italie ont fait quelques remarques sur le mode de formation et d'arrangement des lettres. Le premier de ces auteurs paraît même avoir en Gœthe pour collaborateur dans ses recherches. Au xviii° siècle la graphologie aurait été pratiquée en Angleterre par une dame dont nous ne connaissons pas le nom. Au commencement de notre siècle un jésuite français, le père Martin a publié un commentaire sur un petit volume, disparu depuis, qui traitait de la connaissance de l'homme par l'écriture.

Mais on regarde généralement J. H. Michon comme le fondateur de la graphologie. C'est lui qui aurait trouvé les lois de l'examen de l'écriture. Il a publié plusieurs ouvrages spéciaux et a fondé à Paris la Société et la Revue de Graphologie que M. Varinard dirige actuellement.

Ces auteurs partent du principe que toute maladie, toute tristesse, toute fatigue du cerveau correspond dans l'écriture à un signe dont l'existence est liée à la cause qui l'a engendrée et finit avec elle. L'écriture n'est pas un dessin dépourvu de toute signification propre à l'écrivain et en dehors des leçons qu'il a reçues. Mais c'est une manifestation essentiellement personnelle dans laquelle leçons et habitudes ne jouent qu'un rôle secondaire La graphologie recherche cette manifestation et prétend en déduire des lois applicables aux expertises en écriture sur l'état psychique du sujet. Nous ne croyons pas devoir exposer ces lois qu'on trouvera longuement développées dans des ouvrages spéciaux. Nous dirons seulement que contrairement aux autres experts en écriture les graphologues cherchent à surprendre, en prenant chaque lettre une à une, certains caractères qui différeront de la pièce vraie non seulement au point de vue purement extérieur, mais qui, en outre, correspondront à une disposition psychique de celui qui les aura tracés.

Parmi les autres graphologues nous pouvons citer le nom de Crépieux-Jamin. Dans son traité pratique de graphologie il se rattache aux idées de Michon et cherche à simplifier les lois graphologiques.

A titre de curiosité, nous croyons bon de donner un spécimen d'étude graphologique faite par M. Varinard, à propos de la signature du savant suédois Nordenskiold et de quelques lignes qu'il a tracées.

PORTRAIT GRAPHOLOGIQUE
D'ADOLPHE ERIK NORDENSKIOLD

Au lendemain du congrès qui vient de réunir à Lyon toutes les sociétés de géographie de France, c'est de l'actualité que de donner le portrait du savant et intrépide navigateur suédois qui a trouvé une route d'Europe en Amérique par le cercle polaire, et découvert des populations encore inconnues et aussi primitives que les hommes auxquels nous avons donné le nom de préhistoriques et dont nous retrouvons dans les cavernes les armes et outils grossièrement taillés dans le silex et dans les os des animaux.

Il n'y a pas besoin de jeter deux fois les yeux sur cette belle écriture, pour être frappé de son caractère éminemment scientifique.

L'esprit est très ouvert à l'intuition (lettres séparées, c'est-à-dire, apte à l'idéalisme, à la théorie, à la production d'idées.

La déduction se combine avec l'intuition (lettres liées).

Fac-similé de l'écriture et de la signature de :

Adolphe Erik Nordenskiold

(Étudié par M. Varinard)

In the commencement of the next year I hope to be able to

I remain sir

yours most truly. — —.

A. E. Nordenskiold

L'intuition l'emporte de beaucoup, les lettres liées représentant à peine le tiers.

C'est bien l'organisation des cerveaux encyclopédistes, propres à l'étude de presque toutes les connaissances humaines.

La lucidité est extrême (mots et lignes bien séparés). Tout dans ce graphisme est net et rien n'y cause aucun enchevêtrement.

Les lettres sont courtes, réduites à leur plus simple expression, sans appendices inutiles, sans ornements, ni accessoires quelconques. C'est surtout à ces signes que l'on reconnaît les hommes qui consacrent leur vie, leurs aptitudes et leur savoir à la recherche du *vrai*, en d'autres termes à la *science*. Aussi qualifions-nous ces écritures du nom collectif de *scientifiques*.

Chez Nordenskïold, la tête commande en souveraine.

Le cœur est absolument dominé par la raison, non pas que la *sensibilité* soit éteinte. Elle se révèle par une *certaine inclinaison des lettres* ; mais elle ne fait que donner signe de vie.

La *douceur* se manifeste à travers la fermeté dont nous parlerons tout à l'heure. Dans la douceur, les lettres sont arrondies à leur base ; ici on trouve beaucoup de courbes à travers les lettres anguleuses.

L'union de la sensibilité et de la douceur donne bienveillance.

L'imagination est encore plus soumise que la sensibilité, quoiqu'elle se montre encore par les longues hampes de quelques lettres, elle s'efface le plus souvent et ne jette jamais aucun trouble dans le jugement dont la rectitude est invariable.

La volonté est affirmée par les nombreuses lettres terminées à leur base par un angle (fermeté) et par la forme carrée de déliés et de hampes de lettres (résolution).

A ces deux manifestations volontaires, Nordenskïold en joint une troisième, la barre du T, généralement placée au sommet de la hampe, ce qui dit habitude ou aptitude du commandement.

Une autre force de cet homme de fer, c'est l'*aptitude diplomatique* (direction sinueuse des lignes), qui lui permet d'atteindre son but en glissant à travers les obstacles, quand il ne veut ou ne peut pas les combattre.

La *simplicité* est parfaite. Aucune fioriture, aucune prétention (lettres simples et écourtées). Point d'orgueil, ni de vanité, ni de fatuité, ni d'égoïsme.

A l'amour du *vrai* se joint l'amour du *beau*, ou sens esthétique. (H. et HOWEVER).

Cet homme, d'une valeur des plus hautes, sait user de ses forces, mais n'en ressent aucun sentiment de supériorité sur son entourage.

Aussi, malgré sa nature un peu froide et très ordonnée (chaque chose étant en place), est-il d'un commerce sûr et même agréable, grâce à sa douceur et à sa bienveillance.

C'est bien l'homme que nous retrouvons dans la relation de son voyage, songeant à tout, suffisant à tout, résistant à toutes les fatigues, toujours calme, ferme et résolu; se faisant des amis des sauvages avec lesquels il est obligé de vivre; les dominant avec douceur et autorité; ne laissant jamais échapper l'occasion, malgré un froid épouvantable, malgré les brouillards et la tourmente, de relever latitude et longitude; de faire un sondage; d'étudier la faune et la flore; de recueillir de riches échantillons de toutes productions naturelles, d'observer l'industrie élémentaire des indigènes, leur langue, leurs mœurs, leur race, leur caractère, leurs aptitudes à la civilisation; arrivant à son but malgré des obstacles et des dangers qui paraissaient insurmontables; conservant les relations les plus cordiales avec tous ses compagnons de route, savants, ingénieurs ou matelots, et ayant pris, avant le départ, ses mesures avec une si parfaite prévoyance qu'il est revenu de ce lointain et terrible voyage à travers l'inconnu, sans que rien ait jamais manqué ni qu'aucun homme ait eu seulement une indisposition.

Ad. VARINARD.

La question de graphologie ne pouvait rester inexplorée
au milieu des recherches analytiques et expérimentales
qui se renouvellent depuis quelques années au sujet de la
psycho-physiologie cérébrale.

A la Société de psychologie physiologique (séance du
22 février 1886), MM. Ferrari, Héricourt et Ch. Richet font
une communication sur *la Personnalité et l'Écriture* qui peut
être résumée ainsi :

Déjà en 1885 (*Revue philosophique*, nov. 1885) l'un de
ces auteurs, étudiant les travaux de Michon avait cherché à
établir que l'écriture est sous la dépendance directe des
états permanents ou passagers de la personnalité au même
titre que le geste, en général. dont elle peut être considérée
comme une variété particulière.

Les mouvements qui agitent la main de l'homme qui
tient la plume auraient la même origine, la même nature et
la même signification que ceux qui déterminent ses allures
générales, ou animent son visage pour lui constituer sa physionomie particulière.

Cette hypothèse demandait à être vérifiée, et l'emploi des
suggestions hypnotiques se présentait naturellement pour
fournir cette preuve.

Si la forme de l'écriture est réellement sous la dépendance de ces états de conscience et de personnalité; à
chaque personnalité différente doit correspondre une écriture
différente.

Partant de ce principe, ces auteurs suggèrent à un jeune
étudiant, complètement ignorant de la graphologie, après
l'avoir préalablement endormi, qu'il est un paysan madré, un
Harpagon, un homme vieux et on lui met la plume à la
main.

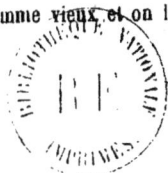

En même temps qu'on voit les traits de la physionomie
et les allures générales du sujet se modifier et se mettre
en harmonie avec l'idée du personnage suggéré, on observe
que son écriture subit des modifications parallèles non moins
accentuées et revêt une forme spéciale particulière à chacun
de ces nouveaux états de conscience.

Cette transformation de l'écriture est mise en évidence par
des reproductions très exactes montrant les rapports très
étroits de l'écriture avec la personnalité suggérée.

D'autre part, une dame placée dans des conditions iden-
tique à celles dont nous venons de parler, c'est-à-dire, à
l'état de veille somnambulique, prend une écriture en
rapport avec la personnalité suggérée. Si, par exemple, on lui
suggère qu'elle est Napoléon : l'écriture, comme le montre
un fac-simile très net, prend aussitôt un aspect caractéristique. Nous ferons observer ici que ce dernier type d'écriture a une grande ressemblance avec celui que nous offre
plusieurs de nos malades, surtout après une crise épileptique.

Il semble que dans chacun de ces états dont nous venons
de parler, il y ait des changements qui ont porté : 1° sur la
dimension des lettres; 2° sur leur contexture; 3° sur l'épais-
seur des traits; 4° sur leur direction générale.

A n'en pas douter c'est là le point de départ d'une étude
nouvelle expérimentale de graphologie. Tels sont, à notre
connaissance, les premiers essais de graphologie expérimentale.

CHAPITRE II

———

Considérations générales sur la physiologie
de l'écriture

Il nous paraît difficile de procéder à une analyse un peu minutieuse des écrits pathologiques sans entrer d'abord dans quelques considérations sur la physiologie de l'écriture.

Si, laissant de côté les différentes sortes d'écriture et les divers moyens dont on s'est servi pour tracer les caractères, nous arrivons à l'écriture actuelle, nous devons distinguer dès le début, avant de nous occuper de la physiologie de cette partie deux sortes d'écritures : celle dite courante et celle que l'on peut appeler appliquée.

Toutes les deux ont des rapports très étroits, et souvent il est difficile de les séparer. Ce qui semblerait caractériser ce que l'on a coutume d'appeler écriture courante c'est la rapidité avec laquelle les caractères sont tracés. Dans celle-ci, en effet, leur forme est moins bien travaillée ; les lettres sont réunies les unes aux autres sans que la plume quitte le papier dans l'intervalle d'un mot.

Dans l'écriture appliquée nous sommes frappés par la

régularité des caractères, par la délicatesse des déliés, par
la forme arrondie de certaines lettres. Mais aussi quelle
perte de temps. Pour certaines lettres telles que *a c d g q o*
il faudra lever la plume avant de les tracer. Bien plus il
faudra la lever au milieu de *a d g q* et après *q, s*. Ce que l'on
gagne en régularité on le perd en temps.

De ces deux écritures celle qui intéresserait le plus, si on
pouvait se la procurer facilement serait celle dite courante
dans laquelle la forme des caractères est sacrifiée à la rapidité de leur tracé. Malheureusement il nous a été assez
difficile de pouvoir nous la procurer. Il aurait fallu prendre les
notes que le sujet écrivait pour lui-même, car si l'écrit est
destiné à être lu, malgré lui le sujet s'appliquera à former
mieux ses caractères et nous aurons alors une écriture où,
d'après les principes enseignés nous trouverons de la régularité avec caractères arrondis. Ce sera surtout ce spécimen
d'écriture qu'il nous sera donné de reproduire le plus souvent.

Si nous passons à la physiologie de l'écriture, ce qui
frappe en voyant une personne qui écrit, c'est l'oscillation
continuelle de la main, oscillation qui est proportionnelle à
la grandeur des caractères tracés. C'est dans l'articulation
du poignet que se passent ces mouvements, et M. Javal dans
sa notice publiée dans la *Revue scientifique* semble leur
faire jouer un grand rôle ; pour lui, nous avons deux sortes
de mouvements : d'extension pour le délié des lettres en
proportion avec la grandeur des caractères tracés ; de flexion
pour former le plein des lettres et les différents jambages.
A ces derniers viennent s'ajouter ceux des trois doigts qui
tiennent la plume, le pouce, l'index et le médius. Ces mouvements concordent avec ceux de l'articulation du poignet

et sont même plus étendus que ces derniers. En outre, à
ceux que l'on peut considérer comme essentiels pour le
tracé des caractères, viennent s'ajouter d'autres petits mouvements des doigts qui ont pour but d'arrondir la forme
des caractères, d'empêcher la formation des angles aigus,
en un mot de parfaire l'écriture, suivant l'expression du
docteur Javal.

Cette théorie à laquelle l'on ne peut nier le mérite de la
simplicité nous semble un peu incomplète en ce sens qu'elle
passe sous silence l'activité musculaire qu'il faut déployer
dans l'écriture normale et qu'elle limite trop à deux groupes
musculaires l'action d'écrire.

Cette activité musculaire se manifeste doublement, d'abord
pour tenir la plume, ensuite pour tracer les caractères.
Nous croyons avec Erlenmeyer et Zuber (1), que l'acte d'écrire
au lieu d'être constitué essentiellement par des mouvements
de flexion et d'extension paraît plus compliqué. Au groupe
des longs extenseurs et des longs fléchisseurs il faut ajouter
un troisième groupe de muscles, les interosseux. C'est
seulement l'action de ces trois groupes musculaires qui
constitue l'acte d'écrire dans sa partie essentielle.

Si nous examinons chaque groupe en particulier, nous
remarquons que tous, il est vrai, contribuent par leur action
à fixer la plume mais qu'en plus ils ont chacun un rôle
particulier.

Les interosseux aident bien à fixer la plume mais leur
action principale se manifeste dans le tracé des caractères.

Les extenseurs ont bien pour fonction de maintenir la
main dans une demie-flexion, mais en outre, ils jouent un

---

(1) Zuber, art. Crampe des Ecrivains, dict. encycl. de Dechambre.

grand rôle dans la formation des majuscules et pour la formation des lettres *b*, *d*, *f*, *h*, *l*, *t*, en un mot des lettres qui montent au-dessus de la ligne des caractères.

Les fléchisseurs entrent surtout en jeu pour la fixation de la plume, et c'est là leur principal rôle. Néanmoins, certains caractères tels que *g*, *j*, *p*, *q*, *y*, qui dépassent la ligne en dessous, nécessitent l'intervention des fléchisseurs.

Cette activité musculaire, nécessaire pour écrire, a été mise en évidence par Burckhardt. Il explore directement et simultanément avec le myographe dont il est l'inventeur, ces trois groupes musculaires, et il observe que les trois lignes du myographe donnent une élévation modérée lorsque l'écrivain est prêt à écrire, ce qui semble indiquer que l'acte de tenir la plume exige une action tonique de la part des trois groupes musculaires. Si l'on n'écrit pas l'élévation diminue et finit par se perdre; si on écrit à ce moment l'élévation continue et il y a formation d'un niveau secondaire où les mouvements nécessités pour la formation des caractères se surajoutent comme les courbes du pouls pendant l'expiration (Zuber).

L'action combinée des trois groupes musculaires dont nous avons parlé ne suffit pas pour expliquer la physiologie de l'écriture. Non seulement la plume doit être saisie par les trois premiers doigts, non seulement la main doit être transformée en un vrai bloc solide selon l'expression d'Erlenmeyer, par l'action combinée des fléchisseurs, des lombricaux et des interosseux, mais il faut qu'elle subisse un mouvement de translation et qu'elle soit poussée avec beaucoup de précision de gauche à droite. Ce mouvement est assez compliqué par lui-même. Il peut se faire le coude servant de pivot ou le bras lui-même ayant dans son entier un mouvement d'abduction.

Si l'étendue des caractères à tracer sur une même ligne est considérable ou donnera au bras un mouvement de translation et par le fait d'abduction pour que la ligne tracée soit droite. Si la ligne à tracer est de peu d'étendue, la main et l'avant-bras seuls exécuteront un mouvement de translation autour du coude qui est fixe et devront décrire une courbe ou mieux un arc de cercle dont le rayon sera égal à la distance qui sépare la plume du coude. Cet arc de cercle sera corrigé soit par un mouvement d'extension du poignet avec rotation de l'avant-bras, soit par mouvement d'abduction du bras, de sorte que l'arc de cercle se rapprochera beaucoup de la ligne droite et à la rigueur on pourra le considérer comme parallèle au bord du papier.

Si à ces mouvements déjà compliqués l'on ajoute ceux que nécessitent toute la série de traits, de courbes, de points et qui sont dus aux contractions alternatives des fléchisseurs et des extenseurs, l'on pourra se demander comment un appareil compliqué peut fonctionner d'une manière aussi précise et comment cette combinaison d'actes musculaires peut se faire d'une façon pour ainsi dire inconsciente; il semble qu'il y ait là une opération psychique dont nous avons si bien l'habitude qu'on la croirait passé à l'état de réflexe. (Zuber)

Ce n'est que par un long travail et une grande habitude que l'on arrive à tracer des caractères réguliers. L'enfant après avoir appris à tenir la plume ne parvient pas à coordonner ses mouvements et les caractères qu'il trace au début sont grossiers et désordonnés; ce n'est que peu à peu, après de nombreux efforts qu'il arrive à combiner tous ces mouvements pour obtenir des caractères réguliers d'abord et ensuite pour tracer ces mêmes caractères rapidement.

Si nous nous demandons comment ces mouvements si divers si variés, et pourtant inconscients, qui constituent l'écriture, peuvent exister, nous tombons alors dans les hypothèses ; il semble que cette coordination des mouvements pourrait s'expliquer par un centre analogue à celui de Broca dans la troisième frontale. Le langage articulé et l'écriture ont des rapports si étroits, leurs altérations et leurs déviations se ressemblent tellement, qu'une telle hypothèse d'un centre de coordination des mouvements de l'écriture paraît très vraisemblable. C'est là, du reste, l'opinion de M. Zuber.

C'est cette hypothèse qu'Erlemmeyer est venu soutenir avec beaucoup de talent dans son ouvrage sur l'écriture. Pour lui ce centre de coordination existerait dans l'hémisphère gauche du cerveau et serait destiné à donner en premier lieu la direction la plus naturelle de gauche à droite dans le sens de l'abduction du centre.

Quand ce centre est détruit ou oblitéré il est suppléé par un similaire placé dans l'hémisphère droit qui déterminera du côté gauche une écriture symétrique de la première et qui se fera de droite à gauche, toujours dans le sens d'abduction.

Erlenmeyer applique avec beaucoup de raison ce principe aux paralytiques de droite qui écrivent de droite à gauche comme les peuples orientaux.

D'autres auteurs placent ce centre de coordination dans la moelle à la hauteur du renflement lombaire et pour vérifier leurs idées, ils s'appuient sur les expériences de laboratoire de Woroschiloff. Ce dernier, étudiant chez le chien les mouvements associés des extrémités antérieures et postérieures, à propos du saut, a pu localiser ce centre de coordination dans la moelle en un point limité de la région cervicale. C'est ainsi que quelques-uns ont pu appliquer à l'homme le résultat de ces expériences très intéressantes.

Erbs n'admet pas l'existence de ce centre de coordination de l'écriture. Pour lui, à chaque caractère tracé correspondrait une série de volitions distinctes ; et à l'appui de cette théorie pour expliquer le degré d'inconscience des mouvements de l'écriture, il admet que ces impulsions volontaires qui vont du cerveau à la périphérie passent en certains endroits de la substance grise qui présentent une moindre résistance à leur transmission, grâce à une longue habitude et à une fréquente répétition des mêmes actes ».

Parmi ces diverses théories, provenant d'ailleurs toutes d'auteurs éminents, nous devons nous rattacher à celle d'Erlenmeyer, et bien plus nous pensons que l'hypothèse émise par le savant allemand, est devenue une réalité grâce aux travaux de Charcot et de l'Ecole française qui ont spécialement étudié la question d'Agraphie sur laquelle nous croyons devoir insister.

C'est Marcé qui le premier, dans un mémoire à la société de Biologie (2ᵉ série, tome III) a établi l'indépendance clinique de l'agraphie. Actuellement, ce point spécial de la question de l'aphasie paraît bien démontré, quoique les observations en soient relativement rares. La perte des mouvements coordonnés de l'écriture peut coïncider avec la conservation d'autres mouvements également appris et délicats tels que le dessin, le tricotage et la couture. Comme l'aphasie motrice ordinaire elle présente des degrés et des variétés presque innombrables, depuis l'impossibilité absolue d'écrire jusqu'à la répétition du même mot de la même phrase, depuis l'impossibilité générale de traduire toutes sortes de signes figurés jusqu'à limitation de l'agraphie à certains d'entre eux ; certains malades pourront ainsi tracer correctement des figures de géométrie, de la musique, des chiffres arabes, etc. Pour le résumé de cette question comme pour tout le reste de l'aphasie nous renverrons le lecteur à la thèse de Bernard (Paris, 1885). Nous dirons seulement que deux observations, l'une de Bar (de Paris) l'autre de Nothnagel ont démontré d'une façon très précise la réalité de l'opinion d'Exner qui a localisé l'agraphie, en 1881, dans le pied de la deuxième circonvolution frontale gauche.

Si donc nous voulons avoir une écriture précise avec caractères nettement tracés et une grande régularité dans la forme de ces caractères, plusieurs conditions essentielles sont nécessaires. En premier lieu, une bonne transmission des impressions psychiques sera nécessaire ; 2° les impressions devront non seulement être transmises régulièrement, mais l'excitation nerveuse devra se répartir suivant certaines lois dans les différents groupes musculaires ; enfin, les groupes musculaires devront non seulement être aptes à obéir aux lois physiologiques qui régissent la contraction musculaire, mais grâce à la grande habitude ils devront réagir avec la même régularité et la même précision.

Un appareil aussi compliqué peut et doit certainement présenter en divers points des imperfections.

Il peut se faire que par suite de circonstances spéciales par le manque d'habitude l'impulsion motrice soit trop faible et non en rapport avec l'activité musculaire que la volonté exigerait, Cette impulsion, quand elle est transmise peut parfaitement être calculée exactement au point de

départ et rencontrer dans les voies de transmission médul-
laires une résistance inaccoutumée. Le muscle lui-même
peut aussi être fatigué par un exercice prolongé, et peut
avoir subi une altération intime et la contraction pourra
se produire mal on ne pas se produire.

Ce ne sont pas là les seules suppositions que l'on puisse
faire. Le cerveau que nous venons de supposer normal
peut être le siège d'une irritation même légère ; l'excitation
nerveuse transmise par la moelle peut aussi être inéga-
lement, répartie ; le muscle lui-même altéré dans sa structure
intime a pu devenir irritable et réagir plus vigoureusement
que ne le comportait l'excitation nerveuse. Dans les différents groupes musculaires qui jouent un grand rôle dans
le mécanisme de l'écriture ou peut trouver une exagération musculaire ; on peut aussi trouver cette exagération
dans un seul groupe de muscles alors que les autres con-
servent leur excitabilité normale. Dans ces différents états
l'acte d'écrire sera plus ou moins atteint.

La faiblesse de l'impulsion motrice, le degré de résistance offert par les voies de transmission médullaire dans
l'état de fatigue se traduiront par de l'impotence, de la
faiblesse et même de la paralysie.

L'irritation plus ou moins forte du cerveau, l'état d'irritation des muscles et l'exagération musculaire qui en
résultent se traduiront principalement par des contractions
et de l'incoordination motrice, par du tremblement.

Les complications excessives des actes musculaires qui
interviennent dans l'écriture nous expliquent la grande
diversité de formes que nous pouvons rencontrer, et même
des troubles graphiques que l'on peut constater chez le
même individu à différents intervalles, sous diverses in-

fluences dont nous avons parlé plus haut. Or, quand nous aurons un état congestif du cerveau comme nous pensons que c'est le cas dans l'épilepsie ordinaire dite idiopathique, l'écriture devra déceler certains troubles spéciaux qui pourront varier proportionnellement à l'état cérébral. Cette manière de voir peut s'appliquer à toutes les maladies mentales. Aussi depuis plusieurs années, cette question de l'écriture dans les différentes formes de folie a-t-elle été l'objet de plusieurs travaux très importants que nous croyons nécessaires de résumer dans le chapitre suivant.

CHAPITRE III

Résumé de nos connaissances actuelles sur l'étude des écrits des aliénés

Il est presque banal de rappeler que l'état mental d'un aliéné exerce plus ou moins son action sur tous les actes volontaires ou non de sa vie extérieure. L'aliéné a un habitus général, une démarche, des mouvements des membres et de la face assez anormaux et caractéristiques pour que ces signes suffisent parfois à affirmer l'existence et même la forme spéciale de la folie. Il serait dans ces conditions étonnant que les caractères de l'écriture ne fussent pas modifiés, non seulement dans leur forme, mais aussi dans leur fond.

Dans certaines maladies mentales dont le syndrome clinique, répondant à l'expression de paralysie générale, est le type le plus accusé des lésions bien connues et relativement grossières des centres nerveux permettent une interprétation assez facile des troubles que nous étudions, surtout par l'action qu'elles exercent sur le fonctionnement du système musculaire. Dans la plupart des autres formes de folie, cette base anatomique nous fait défaut. Nous pourrions, il est

4

vrai, faire intervenir dans des théories plus ou moins ingé-
nieuses de physiologie pathologique des modifications dans
la quantité ou la qualité de l'irrigation sanguine des centres
cérébro-spinaux. Nous ne nous croyons pas autorisé à
pousser plus loin cette recherche pathogénique et préférons
nous borner à exposer le bilan actuel de nos connaissances
relativement aux modifications extérieures de l'écriture dans
les principales maladies mentales en nous basant tout particulièrement sur les travaux de Marcé, Legrand du Saulle
et Max Simon cités plus haut dans notre premier chapitre.

1° *Manie.* — Le malade écrit à la hâte mais avec fermeté
et même hardiesse, aussi l'écriture est remarquable par l'irrégularité des lignes, en proportion avec le trouble de
l'esprit, tracées dans tous les sens, chevauchant les unes sur
les autres. Considérés isolément, les caractères sont hardis
et exagérés, ainsi que les barres et les signes qui les entre-
mêlent parfois.

Mélancolie. — Tous les mouvements des mélancoliques
ont une tendance à l'incertitude, à la lenteur et même au
tremblement. Les caractères de l'écriture sont petits, hési-
tants comme ceux de l'enfant qui apprend à écrire et entou-
rés de signes irréguliers formés par l'incertitude de la plume
sur le papier. En cas de tremblement on notera dans
les lignes droites et dans les jambages des sinuosités arrondies.

Folie circulaire. — Les phases successives d'excitation
et de dépression de cette maladie modifieront du tout au
tout l'écriture d'une période à l'autre; ainsi que Marcé en a
publié un exemple.

4° *Démence.* — M. Max Simon a fait observer que les trou-

bles moteurs de l'écriture pouvaient faire absolument défaut.
Dans le cas contraire l'écriture présente un désordre et une
irrégularité proportionnée à l'incohérence et à l'expression
incomplète des idées. Au commencement de la maladie, des
écrits un peu longs peuvent être irréprochables au début et
confus à la fin. La marge est irrégulière, les lignes sont
obliques et tortueuses. Quelquefois le malade ne peut écrire
que 2 ou 3 mots jetés au hasard ou bizarrement enchevê-
trés.

5° *Paralysie générale.* — Dans cette maladie, l'élément
paralytique donne lieu, plus que dans aucune autre, à des
altérations de formes de l'écriture. Si les caractères peuvent
être normaux au début, assez vite le tracé des lettres est
modifié par le tremblement, le manque de coordination et la
faiblesse de la contractilité musculaire. L'écriture devient
lourde, moins élancée ; puis au fur et à mesure de la marche
de la maladie, leur tracé devient plus rudimentaire : les
lignes sont obliques ou en zig-gag ; il est certains cas où les
rapports des caractères entre eux sont conservés et ou le seul
signe pathologique est un tremblement dans le tracé des
lettres caractérisé par des ondulations à tendances angu-
laires.

6° *Idiotie et imbécilité.* — Ces formes aux nuances si
nombreuses de déchéance mentale correspondent à des écritures dont la forme est très variable, suivant le degré de
culture intellectuelle. depuis les écrits constitués seulement
par des signes complètement illisibles, jusqu'à une écriture
simplement médiocre et grossière.

7° *Apoplexie cérébrale et aphasie.* — Legrand du Saulle
a étudié spécialement les écrits de ces syndromes cliniques.

Leurs caractères de forme sont naturellement ceux des déments à telle ou telle phase de la maladie.

8° *Manie raisonnante*. — Nous ne voulons pas entrer ici dans la discussion des limites et de la synonymie de cette forme de folie. Les auteurs italiens modernes et surtout Raggi et Lombroso paraissent l'avoir étudié spécialement au point de vue de l'ecriture, lorsqu'ils ont décrit des longs griffonnages dans lesquels un grand nombre de mots sont soulignés ou tracés avec un soin exagéré. Ils notent aussi des bizarreries de disposition qui font ressembler les pages à des plans topographiques. L'interposition au milieu des mots de points et d'hiéroglyphes, etc., etc. Il est intéressant à noter que de l'aveu explicite de Lombroso, dont les idées doctrinales sont pourtant intéressées à une conclusion contraire, il n'y a pas de rapport entre les écrits de ces fous moraux et les écrits des criminels étudiés par le professeur de Turin.

CHAPITRE IV

De l'épilepsie en général

Quelque considérables que soient le nombre des travaux publiés sur l'épilepsie nous croyons indispensable de rappeler dans une esquisse rapide les principaux traits de cette maladie avant d'aborder l'étude du point spécial séméiologique que nous voulons traiter.

L'épilepsie, quelle que soit son origine peut se révéler par un grand nombre de manifestations que l'on peut diviser en deux catégories : épilepsies convulsives et épilepsies non convulsives.

Dans le premier cas les convulsions peuvent être générales, hémilatérales ou partielles; dans le second cas il n'y a pas de convulsions, mais seulement des troubles psychiques variés. La coexistence de ces deux catégories de manifestation chez le même individu permet d'affirmer leur origine commune.

L'épilepsie ainsi envisagée est ainsi définie par M. Burlureaux dans l'art. *Epilepsie* du dictionn. encycl.

« L'ensemble des manifestations soit d'ordre convulsif, soit d'ordre purement psychique, par lesquels le système nerveux central trahit par intermittence une modalité anormale de ses éléments intimes, modalité encore inconnue dans son essence, mais plus ou moins susceptible d'être rectifiée, et ayant pour causes prochaines le plus souvent des lésions appréciables de l'encéphale, de la moelle et du sang.

EPILEPSIES CONVULSIVES

Les manifestations convulsives peuvent être divisées en cinq parties :

1° Grand mal; 2° accès incomplets; 3° petites attaques avec convulsions localisées (vertiges); 4° épilepsie partielle; 5° épilepsie parcellaire, n'atteignant qu'un groupe limité de muscles et n'ayant pas de perte de conscience.

1. *Grand mal.* — La grande attaque peut débuter brusquement sans que rien ne la fasse soupçonner, c'est là un peu l'exception. Habituellement l'on constate des signes avant coureurs et des signes immédiats ou auras.

C'est le malade qui est le mieux à même de remarquer ces signes avant coureurs. Il a des inquiétudes, il ne se tient pas en place. Il a des cauchemars, il a des rêves terrifiants.

D'autres fois, le malade a des crampes dans les doigts et se sent trembler. C'est là un symptôme particulièrement important dans notre sujet et que nous avons observé plusieurs fois après d'autres auteurs. Son caractère qui auparavant était violent semble encore être devenu plus mauvais. Il ne peut souffrir la moindre contradiction et recherche la solitude.

Les auras précèdent immédiatement la crise. Quelquefois

elles manquent, alors que d'autres signes avant coureurs existent.

On les a divisés en auras, motrices, sensitives, sensorielles et intellectuelles.

Elles varient suivant tel ou tel individu, mais sont à peu près constantes chez le même sujet.

Je n'entrerai pas dans le détail de l'attaque épileptique et rappellerai seulement son début terrifiant avec perte de connaissance immédiate.

Après la crise le malade reste un certain temps dans la stupeur. Il est comme hébété cherchant à se rendre compte de ce qui s'est passé. Parfois un sommeil profond succédera à la crise ; d'autrefois il aura un véritable délire pouvant durer plusieurs jours. L'étude du pouls conduit à des constatations très caractéristiques et très intéressantes sur lesquels il nous paraît inutile de revenir. Nous dirons seulement que leurs modifications avant et après la crise ne sont pas sans analogie avec celles que nous noterons du côté du système musculaire, quand nous interpréterons les écrits de nos malades.

On a signalé une diminution de poids après l'accès. Kranz en 1882 avait déjà montré que c'était là une remarque souvent peu exacte et plusieurs recherches que nous avons faites sur nos malades de l'asile de Bron nous ont conduit à un résultat analogue.

Après la crise on a cité aussi des paralysies souvent passagères sauf le cas où elles sont sous la dépendance d'une lésion cérébrale, des contractures des troubles de la parole, de l'aphasie. Ces troubles moteurs ont été l'objet d'une thèse (Masson, thèse de Lille, 1888) inspirée par le professeur G. Lemoine.

La durée moyenne des attaques est de 2 à 3 minutes; elles peuvent se suivre à intervalle plus ou moins éloigné ou bien se succéder très rapidement et constituer ainsi un état particulier dit *état de mal* avec collapsus et obnubilation de l'intelligence, hémiplégie passagère, fréquence du pouls et de la respiration et fièvre persistant dans l'intervalle des accès.

La température qui peut s'élever à 40° a aussi une grande importance pour le pronostic; quand elle se maintient pendant un certain temps, elle fait prévoir la mort à brève échéance. Il peut y avoir en 24 heures jusqu'à 400 attaques, qui, sauf le cri initial, ne présentent pas de différence avec l'attaque unique.

Dans leurs intervalles l'on peut noter des convulsions partielles, en rapport avec la congestion céphalique qui est elle-même le fait des attaques (Trousseau).

C'est aussi à des lésions secondaires de l'encéphale qu'il faut rattacher les phénomènes méningitiformes comme le trismus, l'inégalité pupillaire, la constipation, l'hémiplégie plus ou moins transitoire.

Accès incomplets. — C'est l'attaque convulsive diminuée. On a des convulsions partielles sans cri initial ni chute. L'épileptique s'arrête au milieu de son travail; sa face pâlit, il est comme perdu. Au bout d'une demi-minute il continue son travail à l'endroit où il l'a laissé et il ne reste de cette accès qu'une lourdeur de tête et de l'hébétude. Ces accès peuvent précéder les grandes crises longtemps d'avance et quelque fois alterner avec elles.

Vertiges. — Le vertige est une forme convulsive de l'épilepsie mais avec convulsion partielle. Il y a toujours perte de connaissance mais sans chute. L'émission d'urine que l'on a signalée n'est pas aussi fréquente qu'on le croit. Nous l'avons trouvé trois fois sur dix épileptiques avec vertiges de l'asile de Bron, après, le malade reste troublé quelquefois plusieurs heures. L'aura peut exister. La fréquence des vertiges conduit rapidement à la démence.

Je cite l'épilepsie partielle et l'épilepsie parcellaire qui sont en dehors de notre sujet et j'arrive à l'épilepsie non convulsive ou je me contenterai de parler des attaques apoplectiformes qui servent de transition entre les épilepsies convulsives et non convulsives.

Dans ces attaques l'on trouve souvent des mouvements nerveux avant la crise. Les anciens les connaissaient et Cœlius Aurelianus les avait rattachés à l'épilepsie. Ces attaques que l'on prend pour de la congestion ne sont pas autre chose que des attaques d'épilepsie, et c'est là l'opinion de Trousseau, qui les explique par des troubles encéphaliques dus à la fluxion irritative du cerveau avec congestion. C'est pour nous l'occasion de rappeler que la question de l'épilepsie congestive a été reprise par le professeur Lépine.

Laissons de côté les épilepsies larvées et les maladies qui comme la migraine, le tic douloureux, la paralysie générale, etc., offrent des rapports étroits et recherchons la cause des phénomènes épileptiques.

Physiologie pathologique. — A l'autopsie, et plusieurs fois nous avons constaté ce fait dans les autopsies d'épileptiques que nous avons eu l'occasion de faire, l'on ne trouve dans les centres nerveux aucune lésion limitée exactement. Tout se borne à de la congestion et quelquefois même elle peut manquer.

5

D'autres fois on constate des lésions par trop multiples et variant avec chaque autopsie. En outre, à part les lésions initiales l'on peut trouver dans le cerveau des épileptiques des lésions secondaires dûs à la fréquence des attaques sans parler des tumeurs, des plaques de méningite, des dégénérescences qui peuvent amener une irritation et être le point de départ de la maladie.

Les savantes recherches de Vulpian, Brown-Sequard, Luciani, Pitres, François Franck, Lépine, ont jeté un jour nouveau sur la question et ont montré l'insuffisance des théories de l'épilepsie fondées sur l'anémie cérébrale (Magnan) et sur la congestion cérébrale.

Enfin, on nous reprocherait une lacune trop forte surtout dans une thèse qui a quelques prétentions médico-légales si nous passions complètement sous silence dans cet aperçu rapide de l'épilepsie les troubles mentaux et en particulier ceux auxquels on a donné le nom expressif d'équivalents psychiques de la convulsion. Appuyée sur des bases solides dans un grand nombre de faits judiciaires et cliniques, cette partie de l'histoire de l'épilepsie a reçu de nos jours un développement considérable et disons-le tout de suite, excessif de la part de Lombroso et de son école.

Il nous paraît inutile de citer et de résumer les nombreux travaux entrepris depuis une dizaine d'années en ce sens en Italie. Le lecteur en aura une idée suffisante par l'analyse suivante de la communication que le maître Italien a faite au premier congrès d'anthropologie criminelle. (Rome 1885).

Il y a developpé longuement ses idées sur l'idendité fondamentale de l'épilepsie et de la folie morale. Pour lui, les fous moraux et les criminels-nés ne sont pas autre chose que des épileptiques. Et, pour vérifier cette assertion, il recherche non seulement les épiphénomènes les plus saillants de ces malheureux mais aussi tous les caractères dont l'ensemble constitue pour lui l'histoire naturelle de l'épileptique. Il retrouve des traits de ressemblance entre ces trois classes d'individus dans la stature et dans le poids, dans des anomalies du crâne et du cerveau, dans la physionomie, dans les troubles de la sensibilité et surtout dans l'asymétrie sensorielle, dans un certain degré d'abolition des reflexes tendineux, dans l'inégalité pupillaire fréquente et surtout dans l'étude psychologique où l'on note de l'intermittence des sentiments et des facultés intellectuelles. Dans les trois classes on trouvera aussi une tendance à détruire (Cividalli cite le cas d'un épileptique qui mange le nez à trois camarades), un sentiment religieux développé, de la vanité, un penchant exagéré pour les plaisirs vénériens, une tendance au suicide, un amour pour le tatouage, une certaine habileté pour s'associer entre eux (ce qui n'existe pas dans la folie) et pour simuler. Enfin l'on trouve des intermittences et des amnésies. A l'appui de cette théorie, l'auteur cite plusieurs faits cliniques et fait remarquer la proportion énorme d'épileptiques que l'on trouve dans les prisons.

Arrivant à l'étiologie de l'épilepsie, Lombroso nous la montre semblable à celle de la criminalité. L'épileptique et le criminel se retrouvent dans les mêmes pays; tous les deux sont issus de parents âgés; c'est vers l'âge de quatorze ans que leurs tendances se développent et on les trouve encore augmentées à l'âge critique. Les deux types peuvent se retrouver dans l'hérédité. Quant à l'amnésie signalée chez les épileptiques, il est permis de la regarder jusqu'à un certain point comme inconstante (cas fourni par la *Rivista di freniatria* de 1878).

Enfin il remarque la fréquence de l'accès impulsif avec le

vertige et cherche à montrer l'identité de l'épilepsie larvée avec la criminalité.

Arrivant à la physiologie de l'épilepsie, Lombroso part du principe que l'épilepsie n'est qu'une *décharge de certains centres corticaux irrités*. L'irritation dans les cas cités plus haut envahirait les centres psychiques, laissant indemnes les centres psycho-moteurs. On peut avoir ainsi des formes diverses d'épilepsie par l'excitation du même centre cortical : 1° Epilepsie convulsive s'il y a décharge de la zone motrice épileptogène ; 2° Impulsion criminelle quand l'irritation et la décharge se bornent aux circonvolutions frontales ; et pis encore si toutes les deux se produisent ensemble. C'est ce que Charcot et Pitres ont démontré lorsqu'ils ont établi une topographie peu déterminée des affections corticales qui engendrent l'épilepsie, l'irritation d'une localité pouvant se déplacer et se propager dans une localité voisine (*Revue de médecine*, 1883).

Toutes ces idées sont appuyées par Cividalli et Amati (1886) et surtout par Tonini qui admet que l'épilepsie provoquée par les altérations de tous les centres corticaux ou de quelques-uns peut présenter cinq variétés :

1° Epilepsie à forme motrice convulsive ;

2° Epilepsie psychique fréquente chez le fou moral et le criminel-né avec lésions dans les lobes frontaux.

3° Epilepsie sensorielle avec hallucinations amenant l'impulsion.

4° Epilepsie complète avec altération motrice, sensorielle et psychique.

5° Epilepsie mixte tantôt psycho-sensorielle avec impulsion hallucinatoire, tantôt motorio-sensorielle, tantôt psychomotrice. Je dois citer la comparaison ingénieuse entre l'épileptique, le fou moral et l'enfant au point de vue l'idée de destruction.

Les idées exposées par Lombroso furent loin de rencontrer dans le Congrès de Rome l'approbation unanime. Plusieurs Italiens et M. Lacassagne ont fait les réserves les plus expresses sur l'incertitude de la base pathologique sur laquelle l'orateur s'appuyait pour identifier l'épilepsie et le crime.

Depuis, les idées du professeur de Turin ne paraissent pas s'être sensiblement modifiées, ainsi qu'on peut en juger par l'extrait suivant du rapport qu'il a adressé il y a quelques mois au congrès d'anthropologie criminelle de Paris, (1889).

« Le problème le plus important, résolu seulement à demi dans le dernier congrès, a été maintenant complété par les études de Verga, Brunatti, Marro, Batl, Gonzale, Tonnia, Pinero et par moi ; le nombre des accès d'épilepsie larvée avec conscience presque complète s'est étendu par les études généalogiques des familles d'épileptiques, par leurs dérivations (Marro) de criminels, de phtisiques et de parents vieux (Marro) et aussi par la marche avec prédominance de gaucherie, par le vertige fréquent, par le délire intercurrent, etc.

« Les quelques cas d'épilepsie sans absence du sens moral, mais avec éréthisme ou sensibilité exagérée, expliquent les criminels par passion qui ont bien des fois une inconscience dans l'acte criminel, comme ils expliquent les saints dans l'histoire.

« Le rôle de l'épilepsie s'étend bien loin aussi dans la catégorie des fous criminels; surtout dans les alcooliques, dans les hystériques, et dans ces psychopathies sexuelles, qu'autrefois on appelait des monomanies. Il n'y a qu'à prendre

les tableaux d'Esquirol sur les monomanies homicides pour
retrouver le tableau de l'épilepsie psychique ».

La lecture des comptes rendus du congrès de Paris ne
permet pas de supposer que la théorie de Lombroso ait
recruté beaucoup d'adeptes depuis le congrès de Rome.

En terminant ce chapitre nous avons jugé à propos
d'entrer dans des détails moins succincts sur deux travaux
qui ont un rapport très direct avec notre sujet, et qui ont
paru tous deux en 1888. Le premier est un mémoire que
Ch. Feré a présenté à la société de Biologie sur l'état des
forces chez les épileptiques. Après avoir fait observer qu'en
général les épileptiques sont peu vigoureux même en dehors
des cas où on observe des paralysies nettes chez eux, le
médecin de Bicêtre a cherché à étudier cet épuisement
musculaire à l'aide d'explorations dynamométriques compa-
ratives faites chez le même sujet avant et après les attaques
d'épilepsie. Ses conclusions peuvent être résumées ainsi :
Pendant l'aura il y a eu assez souvent une diminution de la
force soit unilatérale soit bilatérale. Chez tous les sujets
observés (75), épileptiques essentiels sans hémiplégie, on
trouve après les grands accès un affaiblissement qui peut
aller chez certains d'entre eux jusqu'à 70 0/0 de leur force
en temps ordinaire. Des résultats analogues, quoique moins
accusés se sont montrés chez d'autres malades atteints simplement de vertige avec chute, avec spasmes limités ou
même simplement obnubilation sans phénomènes convulsifs appréciables. Cet auteur a noté de plus que la diminution de la force musculaire après la crise pouvait être encore
très apparente au bout de trois quarts d'heure et en outre
que chez les malades atteints d'accès diurnes et nocturnes les
forces étaient beaucoup plus diminuées après ces derniers.

On verra plus loin à la lecture de nos observations que nous sommes arrivé personnellement sur ce point à des résultats semblables.

La thèse de Masson (de Lille) que nous avons déjà citée est un travail d'ensemble d'une grande importance dans laquelle la question des troubles moteurs des épileptiques a été étudiée sous toutes ses faces et à l'aide d'observations nombreuses. Nous en extrairons seulement les conclusions générales des parties qui se rapportent le plus directement à notre sujet. L'auteur croit, comme Feré, que l'épilepsie idiopathique avec convulsions généralisées s'accompagne en règle générale d'une faiblesse musculaire qui dure en moyenne une demi heure. En outre elle produirait des paralysies rarement complètes et qui n'occupent qu'un membre ou une moitié du corps sans qu'il soit possible d'interpréter la raison de ces localisations. Bien plus ces accès donnent parfois lieu à des contractures avec ou sans coïncidence de paralysie ; contractures parfois permanentes, d'autres fois latentes. Enfin on verra survenir dans certains cas des mouvements choréiformes de localisations diverses et de l'aphasie.

CHAPITRE V

———

Observations personnelles

Avant la relation de nos observations personnelles, nous croyons utile d'exposer les conditions dans lesquelles nous avons recueilli les écrits d'épileptiques qui font partie de notre thèse. Interne dans le service du D\` Max Simon à l'asile de Bron, nous avions comme malades 32 sujets hommes, tous atteints d'épilepsie générale.

Mais on comprend qu'il nous a fallu faire un triage avant de les utiliser au point de vue de notre travail. La majorité de ces pensionnaires de l'asile était illettrée. Plusieurs ont absolument refusé de nous fournir des écrits, et la chose n'étonnera aucun de ceux qui connaissent les bizarreries de caractère qui paraissent inhérentes à l'épilepsie.

12 malades seulement nous ont fourni l'occasion d'une étude réellement profitable ainsi qu'on le verra par les notes qui accompagnent les fac-similes. Nous avons, pendant 4 mois, pour chacun d'eux, recueilli les écrits aux périodes les plus diverses de leur maladie, soit dans l'intervalle des accès, soit plus ou moins longtemps avant ou après. Nous avons

autant que possible cherché à faciliter la comparaison entre les divers écrits du même sujet, en les faisant exécuter avec la même plume, le même porte-plume, sur du papier semblable, sur une table orientée d'une façon constante par rapport à la lumière. Le secret professionnel nous a paru exiger la suppression complète ou partielle des signatures de nos malades ; ainsi s'explique la rangée de points qu'on pourra constater entre leurs premières et leurs dernières lettres. Nous croyons devoir faire observer que, nos malades étant des pensionnaires d'asile soumis à une discipline et à un régime régulier, l'influence de divers facteurs dont il faudrait tenir compte chez les malades de la ville (digestion, usage de boissons alcooliques, locomotion, etc) s'est trouvé réduite pour nous au minimum. Nous avons autant que possible cherché à obtenir les écrits loin de la période digestive.

OBSERVATION I

(Voir planche I)

G..., 47 ans, fabricant de couvertures, entré à l'asile de Bron en 1876.

Pas d'antécédents héréditaires. Père et mère morts à un âge relativement avancé. Deux frères en bonne santé. Une sœur bien portante.

Le malade prétend avoir joui d'une bonne santé. Il n'aurait pas eu de convulsions dans l'enfance et il nie tout excès alcoolique, pas de syphilis, pas de rhumatisme.

Nous devons faire remarquer que l'état mental du malade ne nous permet pas d'ajouter foi à toutes ses assertions.

Sa première crise remonterait à l'âge de 18 ans. Il est à peu près certain qu'il a fait de nombreux excès alcooliques à cette époque. Il aurait eu beaucoup d'ennuis.

Cette première attaque ne paraît pas avoir été suivie d'autres au moins pendant 2 ans.

Le malade est pris comme soldat. Pendant la première année, il a à la caserne plusieurs crises d'épilepsie et on le réforme. Depuis ce moment, il travaille comme garçon de café et fait de nombreux excès. Aussi les crises augmentent en fréquence et en intensité. Il en a jusqu'à quatre par semaine. C'est surtout après et même dans l'intervalle des crises, qu'il a un caractère très violent. Il a de fréquentes querelles et se bat à plusieurs reprises.

Il entre à l'asile de Bron en 1876 après être resté quelques jours à l'Antiquaille. Les crises toujours très fortes sont devenues très espacées. Il reste des mois entiers sans en avoir aucune en 1876. Il est soumis au traitement bromuré et actuellement nous voyons l'intensité des crises diminuer ; mais elles sont plus fréquentes (cinq à six par semaine).

L'aura est bizarre. Le malade prétend sentir un mauvais goût à la bouche avant la crise.

La convulsion est à peu près la même de chaque côté.

La force musculaire est très diminuée. Au dynamomètre nous constatons :

Main droite : 44. — Main gauche : 36

La diminution de forces après la crise est assez marquée, mais on la trouve des deux côtés. Main droite : 38 ; main gauche 32,

Nous n'avons pas constaté de troubles vaso-moteurs, pas de troubles d'hémianesthésie.

L'état mental est aussi médiocre que l'état physique. Le malade a quelques vagues idées de persécution et une certaine tendance à la démence.

OBSERVATION II

(Voir planches II et III)

R..., 28 ans, ouvrier verrier, demeurant à Lyon, entré à l'asile de Bron le 19 décembre 1886.

Pas d'antécédents héréditaires. Père et mère en bonne santé. La mère serait un peu nerveuse. Trois frères bien portants.

Aurait eu des convulsions étant jeune. Rougeole à l'âge de sept ans. A commencé à travailler à cette même époque. A été traité durement et même frappé à plusieurs reprises.

Pas de syphilis, pas d'alcoolisme. Un peu de rhumatisme. A dix-sept ans a failli se noyer et a eu une grande frayeur. Luxation de de l'épaule à cette époque.

C'est à l'âge de dix-huit ans que la malade a eu une crise véritable d'épilepsie avec perte de connaissance. Mais depuis deux ans, il se sentait l'esprit agacé, suivant son expression. Il avait des idées bizarres souvent répétées. Rêves terrifiants.

La première attaque a éclaté brusquement.

A vingt-un ans le malade a reçu un coup violent sur la tête. Depuis lors les crises auraient augmenté comme nombre et comme intensité.

Au début ce sont les vertiges qui dominent. Depuis le coup reçu sur la tête, les grandes crises sont plus fréquentes. Les vertiges paraissent augmentés. Le malade les sent venir.

Actuellement il a 5 à 6 vertiges et quelquefois plus par jour. Les grandes crises sont très espacées, il reste parfois un mois sans en avoir. La grande attaque est annoncée par de l'agitation :

elle est rarement seule, souvent quatre ou cinq se succèdent à intervalle plus ou moins rapproché et alors, le malade est entièrement perdu au point de vue mental. Il se promène à grands pas, seul, et aurait de l'impulsion. On croirait avoir à faire à de la manie aigüe.

L'aura, dans le vertige comme dans la crise vraie, semble partir du côté gauche de la partie inférieure de l'abdomen et même du testicule, toujours à gauche. Il a la sensation de quelque chose qui remonte, et pour que la crise ou le vertige éclate, il faut que cette sensation se fasse sentir à la gorge avec idée de constriction. D'autres fois, l'aura semble partir du pouce à gauche et remonter le long du bras, avec sensation d'engourdissement.

La convulsion est plus marquée du côté gauche et la mesure de la force, chez lui, indique une parésie étendue à tout le corps mais notablement diminuée à gauche après la crise.

Force musculaire. — 1° en dehors des crises : Main droite : 50 ; M. G. : 50. 2° 2 h. après une crise : Main droite : 45; M. gauche : 42.

Quand il n'y a qu'un simple vertige, il n'y a pas de diminution notable de la force, alors que dans l'écriture nous trouvons des traces évidentes de troubles moteurs.

Pas de troubles de la sensibilité, pas de troubles vaso-moteurs.

Le cœur bat fort et le premier bruit paraît plus frappé qu'à l'état normal.

Traité par le bromure depuis longtemps.

OBSERVATION III

(*Voir planches IV et V*)

N...., 29 ans, peintre plâtrier, demeurant à Lyon, entré à l'asile en 1886.

Pas d'antécédents héréditaires connus. Un frère et deux sœurs en bonne santé.

A eu des convulsions étant jeune, bonne santé antérieure, pas d'alcoolisme, pas de syphilis, pas de saturnisme.

Les crises épileptiques paraissent avoir commencé après les convulsions. Le malade ne peut nous fournir là-dessus que peu de renseignements. La première crise dont il a gardé le souvenir remonte à l'âge de neuf ans.

Au commencement les attaques ont été très espacées, peu de vertiges dans leur intervalle.

Actuellement, le malade a une crise ou deux par semaine en moyenne et quelques vertiges.

On a peu de renseignements sur l'aura, c'est après avoir lu que le malade a des crises. Un jour ou deux avant, il est triste et se sent la tête lourde, le moindre travail le fatigue, néanmoins l'appétit est conservé.

La convulsion semble être plus forte à droite. Le malade est soumis à une médication bromurée et les crises paraissent avoir diminué comme intensité.

Les forces sont très diminuées comme chez tous les épileptiques qui ont des crises fréquentes, après la crise, la force musculaire est diminuée surtout à droite.

Force musculaire. — 1° en dehors des crises, main gauche 54, main droite 60; 2° plusieurs heures après une crise nocturne, main gauche 50, main droite 42.

Cette diminution dure plusieurs heures après la crise, pas d'hémi-anesthésie.

Torpeur intellectuelle s'augmentant après les crises et s'accompagnant d'un certain degré d'aphasie. Le malade a de la peine à prononcer les mots, alors qu'il semble vouloir répondre aux questions qu'on lui pose. Perte de mémoire.

OBSERVATION IV
(*Voir planche VI*)

B..., 42 ans, cultivateur, entré à l'asile de Bron le 31 décembre 1883.

Comme antécédents, nous notons : mère morte de la poitrine, père en bonne santé, deux frères et une sœur bien portants.

Convulsions probables dans l'enfance, pas de renseignements précis sur les antécédents.

Alcoolisme, un peu de rhumatisme, pas de syphilis.

Le malade a eu un accident de mine quatre ans avant la première crise et y a perdu un œil.

La première crise paraîtrait avoir commencé il y a six ans, en 1883, dans le courant de septembre. Les crises étaient peu espacées, il ne restait jamais deux jours sans crises.

Actuellement elles sont aussi fréquentes, quelques fois il en a une série à la suite les unes des autres. En moyenne une ou deux par jour.

Le début est brusque. C'est au moment où le malade paraît se mieux porter que la crise éclate ; quelquefois, elle est précédée de rêves terrifiants.

Les convulsions sont égales de chaque côté, peut-être seraient-elles un peu plus marquées à droite.

La force musculaire est diminuée à droite après la crise.

Pendant l'année tout entière où j'ai pu l'observer, j'ai remarqué à deux reprises différentes de la paralysie généralisée et de l'aphasie, quand les crises étaient par trop rapprochées et qu'elles se succédaient sans interruption Il était incapable de marcher et de faire aucun mouvement; il ne pouvait parler, alors qu'il entendait ce qu'on lui disait. Ces phénomènes moteurs duraient deux jours et le malade revenait en traînant un peu la jambe droite.

L'intelligence reste obnihilée pendant une demi-heure après la crise, torpeur intellectuelle, perte de mémoire, troubles de la parole qui devient hésitante comme l'écriture.

OBSERVATION V

(Voir planche VII)

C..., 35 ans environ.

Père mort il y a dix ans, on ne sait de quelle maladie. Il tenait un restaurant. Mère vivante bien portante. A eu un frère qui a fait un séjour à l'asile pour une maladie mentale aiguë. Il est mort au bout de trois mois, la famille l'ayant retiré avant de mourir.

Pas de convulsions dans l'enfance; pas de maladies importantes, bonne santé habituelle. Il y a une dizaine d'années le malade a reçu un coup de pied de cheval dans la région pariétale droite qui actuellement est glabre. A continué son travail sur le moment, mais le lendemain a été alité et a dû garder le lit trois jours. Il n'y avait pas de fracture.

Ce serait trois ans après que les crises ont commencé.

A été interné à la suite d'une violente crise dans laquelle il s'était blessé à la tête et avait été conduit à l'Hôtel-Dieu. Il tomba alors dans un état lypémaniaque stupide qui dura environ 4 mois pendant lesquels il ne se rendit pas compte de son état, ne reconnaissant personne. Les crises sont devenues un peu moins fréquentes, elles sont complètes ou incomplètes. Dans les crises complètes, il tombe comme un bloc sans les sentir venir. Quand elles sont incomplètes, il les sent venir. Il a comme un énervement dans le bras, dit-il, il tombe peu à peu et se retient à ce qui l'entoure. Dans l'intervalle des attaques il est absorbé, triste, pas d'excitation, avant et après la crise, un peu d'irritabilité. Il veut commander aux autres malades, se fâche si on lui résiste et en vient même à des voies de fait.

État physique assez satisfaisant.

Pas d'hallucinations. Quelques illusions.

Intelligence et mémoire conservées.

26 octobre 1888. — Reste plusieurs jours sans crise et en prend ensuite jusqu'à quatre par jour pendant quelque temps.

1ᵉʳ décembre. — A eu deux crises très fortes la veille. On lui donne de 0,05 à 0,02 centigrammes de belladone pendant 8 jours. Amélioration passagère.

18 décembre. — Les crises sont redevenues fréquentes. Il est tombé hier et s'est blessé à la face. Pupilles inégales, la gauche est plus dilatée. Un peu d'agitation.

20 décembre 1888. — Le malade a été tellement agité qu'on a dû le maintenir après quatre fortes crises. Traité par Na Br.

Janvier 1889. — Se trouve mieux. Crises moins fréquentes. On supprime le bromure.

Février 1889. — L'amélioration semble persister.

21 mars 1889. — A eu une crise pendant la visite, et l'on peut constater : raideur tétanique des membres, déviation conjuguée de la tête et des yeux à gauche. La tête est baissée, la lèvre inférieure et le menton sont agités de mouvements fibrillaires ; salivation abondante. Ces symptômes durent environ 1/2 minute : puis il a fléchi le bras gauche et avec le pouce et l'index droit il a fait le simulacre de saisir des fils dans sa main gauche. Le membre inférieur gauche s'est étendu, puis un tremblement rythmé s'est produit dans cette jambe. La durée totale de la crise a été d'une minute environ. La perte de connaissance a dû être de très courte durée. Après, le malade répond qu'il est bien. Obnubilation de l'intelligence : il se lève et se promène dans la salle.

Juin 1889. — Même état. Traité par K Br.

Avril 1889. — A eu des érections pénibles dans la nuit. On remarque que le testicule gauche est bien plus petit que le droit.

6 septembre. 1889. — Depuis quelques jours 3 et 4 crises par jour. Les accès se manifestent pendant les repas. Début sans cris par des mouvements toniques puis cloniques. Au bout de 3 minutes il se relève l'air égaré et cherche à défaire ses souliers ou à déboutonner son pantalon, ou bien il fait comme s'il voulait enlever des fils qui sont dans sa main.

Octobre 1889. — Pas de crises pendant quelques jours. Puis 3 et 4 par jour pendant plusieurs jours.

Novembre 1889. — Même état.

Généralement il n'urine pas pendant les crises.

Décembre 1889. — Le malade vient d'avoir une série d'attaques et il est forcé de se coucher. Nous pouvons constater une diminution considérable des réflexes, principalement du réflexe rotulien. La température semble plus élevée dans la moitié droite du corps.

OBSERVATION VI
(Voir planche VIII, fac-similes 1, 2, 3 et 4)

B..., 39 ans, entré à l'asile de Bron depuis plusieurs années.

Pas de renseignements sur le père et la mère, dans la famille il n'y aurait pas eu d'aliénés. Un frère mort à deux ans d'une frayeur, un autre bien portant, un troisième mort en bas âge, de convulsions.

A eu probablement des convulsions, tremblait continuellement, à quinze ans a commencé à prendre des crises, seulement la nuit. Auparavant, à douze ans, il était tombé dans le Rhône.

A fait un an de service militaire et a commis de nombreux excès

7

alcooliques. Depuis lors, les crises sont devenues très fréquentes.
D'un caractère timide il a beaucoup souffert au service.

Au dire de ses parents, après son retour du service, alors que
les crises avaient augmenté en fréquence et en intensité il était
aliéné. Il fallait l'empêcher de se frapper et en dernier lieu il
était devenu agressif, ce qui a nécessité son internement.

Actuellement, les crises sont très fréquentes principalement la
nuit. Deux à trois crises par jour. Quelquefois la crise est avortée
et on n'a qu'un simple vertige.

Soit dans la crise, soit dans le vertige, il semble que nous
ayions des hallucinations probablement visuelles précédant la
crise. Le malade pousse de grands cris.

OBSERVATION VII

(Voir planche VIII. fac-simile 5)

R..., 52 ans environ.

Aucun renseignement, refuse de répondre aux questions qu'on
lui pose et n'a jamais voulu écrire qu'à deux reprises.

Crises se succédant rapidement, le malade reste agité pendant
plusieurs jours et a des impulsions. Nous avons pu avoir un
spécimen d'écriture après une crise.

OBSERVATION VIII

(Voir planche IX, fac-similes 1, 2, 3, 4)

R..., 54 ans, ouvrier mineur, né à la Chapelle, dans la Haute-
Loire.

Pas d'antécédents héréditaires, a toujours été bien portant. Pas
de convulsions. Aurait eu une fièvre dans la première enfance, pas
d'alcoolisme, pas de syphilis.

A 25 ans, le malade demeurait à Marseille. Il y a éprouvé une
grande frayeur : des ouvriers qu'il était chargé de surveiller
avaient trouvé sur le chemin une caisse que l'on prétendait
contenir de l'argent. Par suite de circonstances bizarres, il fut im-

pliqué dans cette affaire et fut même arrêté par la gendarmerie.

Peu de temps après, en 1862, le malade a une première attaque. Bientôt les crises deviennent de plus en plus fréquentes : on en compte jusqu'à dix par jour; il a du alors cesser son travail. En 1863, séjour de cinq mois à l'hôpital de Montpellier, les attaques étaient encore plus fréquentes. A partir de 1865, après un long repos à la campagne sans aucun travail, on constate une amélioration. Le malade peut rester plusieurs jours sans crises. Il reprend son travail en évitant toutefois de travailler dans les endroits élevés à cause du vertige. Cet état persiste jusqu'en 1866, époque à laquelle il a des chagrins domestiques. Les crises augmentent en fréquence et en intensité. Il est traité à l'hôpital de Lariboisière à Paris en 1867 et une nouvelle amélioration se manifeste. Il aurait pu reprendre son travail et cet état aurait duré jusqu'en 1868. A ce moment, étant à Niort, il aurait eu une attaque de paralysie, selon son expression, qui aurait duré six mois, et cela après une série de crises. Il semble qu'il ait eu de la contracture. Après, il marchait difficilement et les crises étaient devenues rares; cette amélioration relative persista pendant deux ans et de nouveau il a pu travailler. En 1870, dans le Midi, il a une série d'accidents, et reçoit même plusieurs coups de couteau. Les crises reparaissent alors plus fortes et plus fréquentes. — Nouvelle amélioration. — Le malade vient travailler à Oullins près de Lyon de 1877 à 1887. A cette époque, il aurait perdu son procès, et comme conséquence en plein tribunal d'abord, puis dans la rue il se serait livré à des actes de violence qui forcèrent l'autorité à le faire interner.

Actuellement le malade a des crises assez fréquentes, cinq à six par semaines. Elles sont peu fortes et assez espacées les unes des autres; elles sont nocturnes et diurnes. Par contre les vertiges avec perte de connaissance sans chute, sont très fréquents, pas d'auras, les deux moitiés du corps sont également convulsées.

La force musculaire est très diminuée; au dynamomètre, à l'état normal nous avons :

Main droite — 40; Main gauche — 32

Pas de diminution de force sensible après le vertige, après la crise on constate une diminution marquée des deux côtés.

Maux de tête fréquents.

Etat général médiocre. Aurait des tendances au suicide.

OBSERVATION IX

(Voir planche IX, fac-similes 5 et 6)

Ar...., chauffeur à l'usine à gaz de Tarare, 44 ans.

Pas d'antécédents héréditaires. Il semble qu'il y ait de l'alcoolisme dans l'hérédité. Trois frères et une sœur bien portants.

Fièvre typhoïde à l'âge de seize ans. Pendant longtemps le malade a fait des excès alcooliques; le matin il buvait plusieurs petits verres.

La première crise daterait d'il y a six ans, alors qu'il exerçait la profession de chauffeur. Il aurait travaillé nuit et jour, et, la veille du jour où il a pris sa première crise, se serait livré à de nombreux excès alcooliques. Il est obligé de quitter son travail. Les attaques reviennent de temps en temps et dans l'intervalle il se montre violent et cherche querelle à tout le monde, c'est ce qui nécessite son internement.

Les crises sont très fréquentes (deux à trois par jour) et surtout nocturnes. Avant la crise le malade à des illusions. Il revoit sa vie passée et paraît inquiet. Cet état mental dure quelquefois plusieurs heures et même plusieurs jours après la crise. La force musculaire est très diminuée, surtout si l'on considère l'état général du sujet. Nous avons trouvé une fois : main droite, 42. — Main gauche, 40.

Etat général bon, paraît vigoureux.

OBSERVATION X

(Voir planche X, fac-simile 1)

A..., 67 ans. entré à l'asile depuis 13 ans.

Pas de renseignements, le malade prétend n'avoir aucun antécédent héréditaire. Il ne sait pas quand ses crises ont commencé. Intelligence très bornée.

A deux ou trois fortes crises par semaine; tantôt de jour, tantôt de nuit.

OBSERVATION XI

(Voir planche X, fac-simile 2)

P...., 50 ans, entre à l'asile en 1877. L'état mental du sujet ne permet pas d'avoir des renseignements précis.

Il n'aurait pas d'antécédents et la première crise aurait commencé à la suite d'une vive frayeur.

Crises très peu fréquentes, reste plusieurs mois sans en avoir.

A l'état normal signe régulièrement son nom Per... A d'autres moments qui semblent être en rapport plus ou moins immédiats avec la crise, il change l'ordre des lettres et signe Pre...

OBSERVATION XII

(Voir planche X, fac-simile 3)

M..., épileptique semi-idiot, pas de renseignements, aurait plutôt des vertiges, sait à peine tenir la plume.

A titre de curiosité nous donnons un spécimen de ce qu'il sait faire. Cet écrit a été pris après un vertige.

CHAPITRE VI

**Analyse des faits. — Diagnostic différentiel.
Déductions cliniques et médico-légales.**

Quand on examine les écrits des épileptiques an point de vue des troubles de la motilité, il faut toujours, suivant le principe de Marcé, tenir compte du degré d'instruction du sujet, de son habileté plus ou moins grande à écrire et de la grande habitude de l'écriture. Il est inutile de faire remarquer qu'il faut toujours apprécier les conditions, et les particularités qui peuvent influer sur l'écriture, comme l'état du malade, son attitude, et certaines habitudes bizarres qu'il pourrait avoir. Sans quoi l'on s'exposerait à des erreurs dans l'appréciation des caractères tracés.

Nous diviserons donc les écrits de nos épileptiques en deux classes :

1° Ecrits provenant des malades ayant peu l'habitude d'écrire, (*voir planches VIII, IX, X*).

2° Ecrits provenant des malades ayant une certaine culture intellectuelle (*Voir planches I, II, III, IV, V, VI, VII*).

Dans le premier cas, les troubles de l'écriture, dans leur rapport avec les crises, sont peu apparents et pour cause.

A l'état normal nous avons une écriture irrégulière avec caractères mal dessinés et il faut une grande attention pour distinguer dans le tracé des caractères et dans l'arrangement des lettres des troubles manifestés au moment des crises.

Avant la crise nous ne remarquons rien de particulier, sauf *planche VIII (fac-similes 1 et 4)* où l'on constate du tremblement une heure et même plus avant la crise. Il est vrai que les écrits que nous avions remontent à plusieurs heures avant la crise alors que l'on ne peut constater encore aucun trouble.

Après l'attaque épileptique nous pouvons remarquer *(planche IX, fac-similes 2, 3, 4,)* un tremblement que nous aurons rarement l'occasion de constater, du moins après la crise. L'écriture est peu assurée, le tremblement est manifeste pour les lettres *d, b*, et celles qui dépassent la ligne, mais aussi pour *m, n*. On peut constater en outre une exagération dans l'irrégularité des caractères. La ligne n'est presque pas suivie, tantôt les caractères sont en-dessus, tantôt en-dessous. Les lettres sont un peu déformées et quelques-unes ont une forme bizarre comme la lettre *g* par exemple (*Pl. IX, fac-simile 2*). Les mots qui étaient séparés dans l'écriture normale sont mal ou même pas séparés. (*Pl. IX. fac-sim. 4*).

Dans d'autres cas les troubles moteurs sont un peu différents. On ne constatera pas de tremblement après la crise et même le tremblement léger qui existait dans l'écriture normale aura disparu, (*Planche VIII fac-simile 5*) et on se trouvera en présence de caractères grossis considérablement. Les lettres sont mal tracées et plus inégales; il y a moins de délicatesse dans le délié et on sent que la main appuie fortement pour tracer les pleins sans même pouvoir les limiter.

La forme générale des mots à subsisté; l'inégalité de la ligne des caractères n'est pas très marquée (*Planche VIII fac-simile 2 et 3*). Quelquefois on peut constater un manque de liaison entre les lettres dans l'intérieur d'un mot. *(Pl. X fac-simile 1)*. Remarquons qu'on trouve rarement une répétition des lettres.

Si maintenant nous passons aux malades habitués à écrire et dont l'écriture présente une certaine régularité, les troubles de la motilité seront très appréciables et leur qualité principale sera d'être très apparents.

Nous avons pu avoir des spécimens d'écriture à presque toutes les périodes qui précèdent ou suivent la crise. Ce qui semble dominer avant la crise c'est le tremblement. Ce tremblement très appréciable *(pl. II, fac-simile, 2, 4, 5,)* (*Pl. IV fac-simile 2 et 3*), porte sur les lettres *d b* et aussi sur les lettres *m n r p s. (pl. IV fac-simile 2)*. On le trouve plusieurs heures avant la crise, *(pl. II, fac-simile 2, 4)*, *(pl. III, fac-simile 4 et 5), (pl. IV fac-simile 2), (pl. V. fac-simile 1)*, alors que le sujet est un peu congestionné et qu'il se sent mal. D'autres fois le malade a des crampes dans les doigts suivant son expression *(pl. II, fac-simile 5)*. On le trouve non-seulement précédent la crise mais aussi le simple vertige *(pl. II, fac-simile 4). (pl. V, fac-simile 1)*. Nous avons pu le constater *(pl. II, fac-simile 4 et 5)*, trois quarts d'heure avant une série de vertiges et un quart d'heure avant une petite crise. Il semble qu'il aille en augmentant à mesure qu'on se rapproche de la crise.

La forme générale des lettres en particulier est assez bien conservée sauf *(pl. VI, fac-simile 2 et 4)* où l'on trouve quelques caractères bizarres. Mais au lieu d'une écriture

8

ferme, on a une écriture mal assurée; comme un peu heurtée. Il semble que le malade ne soit pas maître de ses mouvements. Il fait des efforts pour empêcher le tremblement et on le voit appuyer sur le plein de la lettre comme pour prendre un point d'appui avant de passer à la deuxième lettre. La hauteur des lettres dans le même mot n'est pas toujours la même (*pl. II, fac-simile 2 et 5*), (*pl. III, facsimile 2*), (*pl. VI, fac-simile 2 et 4*) et l'on peut voir une lettre pencher d'un côté, l'autre d'un autre (*pl. VI, facsimile 4*), Quelquefois les lettres sont plus serrées qu'à l'état normal (*pl. VII, fac-simile 4*).

La ligne est assez bien suivie sauf *Pl. II, fac-sim. 5* où l'écriture précède la crise de quelques minutes, et dans *pl. VI, fac-sim. 2* où le peu d'habitude d'écrire peut être incriminé. Les liaisons entre les lettres d'un même mot existent.

Il n'y a pas de lettres sautées dans les mots et pas de lettres répétées.

Après la crise et pendant plusieurs heures après les troubles de l'écriture sont bien plus manifestes. Nous les retrouvons encore trois heures après. (*pl. I, fac-sim. 2-3-4*).

Ce qui nous frappe à première vue, c'est le grossissement de l'écriture. Chaque lettre est amplifiée dans tous les sens. Les caractères sont plus largement espacés; il y a moins de délicatesse dans leur forme, l'allure est très hésitante. On dirait une main lourde peu habituée à tenir la plume comme fait l'enfant qui apprend à écrire depuis peu de temps.

Les lignes sont mal suivies, le malade n'a aucun souci d'écrire droit. Certaines lettres ont une forme bizarre. (*pl. I, fac-sim. 2-3-4*) (*pl. II, fac-sim. 3.*) (*pl. III, fac-sim. 2*) *(pl. IV, fac-sim. 4) (pl. V, fac-sim. 2-3) (pl. VI, fac-sim. 3 et 4) (pl. VII, fac-sim. 3 et 5).*

Les liaisons sont mal faites ou n'existent même pas. Le malade trace une lettre grossière et s'arrête; il semble qu'il faille un effort de l'intelligence et un nouvel effort de la volonté pour tracer la lettre suivante. *(pl. I, fac-sim. 2-3).*

Quelquefois les lettres se superposent et sont placées les unes à côté des autres sans avoir aucune signification. *(pl. VII, fac-sim 3).*

Nous avons rencontré une fois après une crise ce que l'on peut appeler de l'automatisme. Le malade sort d'une crise de moyenne intensité. Il est resté un quart d'heure pour reprendre connaissance. Au moment où il écrit il répond aux questions qu'on lui pose.

Je veux le faire écrire son nom. La première lettre est faite rapidement *(pl. VI, fac-sim. 3)* sans trouble bien appréciable; puis il hésite, il ne sait pas ce qu'il veut mettre et recommence cette même lettre plusieurs fois. Ce n'est qu'au bout d'un certain temps qu'il parvient à tracer quelques lettres plus ou moins déformées qui représenteraient pour lui sa signature.

Ce fait du reste est connu. On peut l'observer chez des sujets à intelligence peu développée. Marcé le signale dans l'observation d'un artiste dramatique agé de 35 ans qui, au début d'une paralysie générale, arriva à l'hôpital avec une figure rouge, les yeux injectés. Lorsqu'il parlait on le voyait s'arrêter au milieu des phrases, chercher ses mots, faire des efforts pour articuler, et finalement répéter les mêmes syllabes. De même, la plume à la main, il traçait la première lettre des mots et au lieu d'aller plus loin, il la reproduisait un grand nombre de fois bégayant en écrivant comme il bégayait en parlant, selon l'expression de Marcé.

Le même trouble peut exister dans la parole et dans l'écriture, après la crise épileptique.

Enfin, nous devons remarquer *(pl. VII, fac-sim. 3)* la répétition d'un même mot constitué par une suite de lettres n'ayant aucun sens mais toujours placées dans le même ordre.

En résumé, nous trouvons un tremblement avant la crise, tremblement pouvant exister plusieurs heures avant l'attaque, et que l'on peut constater quelquefois avant le vertige. Après la crise, nous avons une écriture comme tracée par une main inhabile. Nous croyons que c'est ici l'occasion de rapprocher et de différencier le tremblement de nos malades de ceux qui ont été observés dans les différentes affections pathologiques.

Cette question est tracée de main de maître dans la thèse d'agrégation de Fernet (Paris 1872). Elle résume toutes les connaissances que nous possédons dans cette matière, en donne l'interprétation la plus rationnelle et nous offre un certain nombre de fac-similes de l'écriture, dans le tremblement sénile, dans la paralysie agitante, dans la sclérose en plaques, dans le tremblement mercuriel, dans le saturnisme, en un mot dans les diverses affections qui ont un tremblement très net et très caractéristique.

Nous regrettons de ne pouvoir reproduire nous-même ces fac-similes ce qui aurait rendu plus frappantes pour le lecteur les différences entre ces divers tremblements d'avec celui de nos épileptiques. Nous nous bornerons à en dire quelques mots et à les interpréter d'après les documents sans entrer dans leur pathogénie, en nous attachant surtout à ceux qui ont des caractères nettement différenciés et pouvant servir dans la pratique.

Nous distinguerons donc avec Fernet cinq sortes cliniques

de tremblements, 1° tremblement sénile ; 2° tremblement de la paralysie agitante ; 3° tremblement de la sclérose en plaques ; 4° tremblements toxiques et 5° tremblements divers (nerveux, symptômatiques).

Le tremblement sénile débute lentement. Il envahit les muscles du cou, ceux des membres supérieurs, et s'étend progressivement jusqu'à devenir général. Une forte émotion, un travail intellectuel exagéré peuvent l'augmenter. Il est surtout remarquable dans la tête et à lieu soit dans un sens transversal, soit dans un sens vertical. Il s'accompagne le plus souvent d'un affaiblissement de la motilité et d'un amaigrissement des muscles qui peuvent s'atrophier surtout aux mains. Dans ce tremblement, l'écriture est profondément altérée. La forme générale des mots et des lettres subsiste, mais chaque jambage est constitué par une foule de zig-zags qui donnent à l'écriture l'aspect d'hiéroglyphes.

Dans la paralysie agitante on voit quelque fois le tremblement survenir brusquement pour disparaître et revenir ensuite. Le plus ordinairement le début est lent. Il commence par un pied, une main, et augmente ensuite en intensité, en persistance et en étendue. Ce tremblement se calme pendant le repos, cesse pendant le sommeil et s'exagère par les mouvements volontaires. D'autres fois. il se montre par intermittence ; c'est pendant le repos qu'il se manifeste et les mouvements volontaires le font cesser. Il a des caractères spéciaux : peu étendu, rapide, régulier. Ces oscillations rappellent certains mouvements coordonnés. C'est ainsi que le mouvement du pouce avec les autres doigts rappelle l'acte de rouler un crayon ou d'émietter du pain. Toujours ces mouvements seront rhythmés ou agencés d'une façon déterminée et constante (Gubler).

Chose curieuse mais néanmoins explicable, l'écriture
n'est pas très changée. En règle générale les lettres sont
assez bien formées sauf que certains mouvements destinés à
parfaire l'écriture semblent manquer. Ainsi l'*e* sera le plus
habituellement fermé; quelques autres lettres paraissent
plus petites et déformées comme si le malade avait hâte de
terminer pour éviter le tremblement. Néanmoins, les lettres
qui dépassent la ligne sont tremblées et le tremblement porte
également sur le délié et sur le plein de la lettre.

Dans la sclérose en plaques, telle qu'on la conçoit avec les
idées modernes, et sans entrer dans de grands détails sur
l'étiologie la maladie et de la nature de ses lésions, nous
remarquons un tremblement qui ne se manifeste qu'a
l'occasion des mouvements intentionnels d'une certaine
étendue: il cesse d'exister lorsque les muscles sont aban-
donnés à un repos complet (Charcot). Ce tremblement qui
devient de plus en plus intense dans les mouvement étendus
à mesure que le sujet se rapproche du but, n'est pas très
apparent dans les petits mouvements, comme l'écriture par
exemple. En résumé, pas de tremblement au repos; dans
les mouvements intentionnels étendus, nous avons une
oscillation rhythmique qui va en augmentant pendant toute
la durée du mouvement. Toutes les émotions l'exagèrent
considérablement. Dans l'écriture la forme des lettres est
conservée. Le tremblement est surtout marqué dans les lettres qui dépassent la ligne et on le retrouve dans les liaisons
des lettres entre elles; aussi pour éviter ce tremblement le
malade cherche le plus possible à les supprimer. Les lettres
ne sont pas toutes penchées du même côté. Les zig-zags
formés dans le délié des lettres un peu étendues n'ont pas

l'aspect arrondi mais plutôt angulaire d'une ligne brisée. Il semble que le malade veuille changer de direction à chaque zig-zag.

Les tremblements toxiques sont assez nombreux et nous devons nous borner à l'étude de quelques-uns seulement.

Le tremblement alcoolique est au premier rang par sa fréquence. Les travaux de Lasègue ont jeté un grand jour sur cette question. Il passe souvent inaperçu, ou, lorsque l'on parvient à le remarquer le malade l'attribue à l'émotion. C'est dans l'alcoolisme aigu qu'il est surtout apparent. Les membres supérieurs seuls sont spécialement atteints et il est nécessaire pour le faire mieux apparaître de faire étendre la main au malade en écartant les doigts. Les mouvements volontaires sont peu influencés par ce tremblement et l'écriture ne révèle aucun signe important.

C'est plutôt là une série de trépidations à courtes saccades et se passant de préférence dans le membre supérieur. Il semble, en effet, qu'il n'y ait pas de tremblement latéral et que les vibrations n'aient lieu que d'une seule manière de de haut en bas.

Le tremblement mercuriel est plus frappant, du moins si l'on se reporte à l'écriture. Il se manifeste surtout aux bras, les rend oscillants surtout s'il faut faire quelques efforts musculaires Il peut ensuite devenir général au point que le sujet ne peut plus manger seul. La tête y participe : on voit apparaître le bégaiement. Les membres inférieurs sont moins atteints. Ces mouvements sont peu accusés au repos, ils s'exagèrent quand l'effort musculaire est plus soutenu, ou quand une émotion intervient ; à un degré plus avancé, ce tremblement rappelle celui de la chorée et on voit appa-

raître des contractions convulsives surtout dans les fléchisseurs à un tel point que le malade ne peut lâcher l'objet qu'il
a saisi. On a donc en commençant un tremblement simple,
puis un tremblement avec douleur et convulsions; enfin
un tremblement avec altération de l'intelligence.

On conçoit que son écriture soit profondément altérée.
Dans la première période même la forme générale des
lettres est très modifiée. Le tremblement se montre
partout dans le plein comme dans le délié des lettres : on a
des caractères à forme bizarrement contournée ne rappelant
que de loin la forme primitive.

Le tremblement saturnin est bien plus rare que les autres
ce qui fait que quelques auteurs ont pu le nier et n'ont vu
là qu'un tremblement alcoolique(le saturnisme et l'alcoolisme
coexistant souvent chez le même individu). Dans sa thèse
inaugurale sur le tremblement saturnin (Paris, 1869),
M. Lafont essaye de démontrer le tremblement d'origine
saturnine et d'en indiquer le caractère. Le seul signe important qu'il nous donne comme propre à ce tremblement est
l'augmentation des oscillations en intensité à la fin de la
journée ce qui n'existe pas dans l'alcoolisme.

Je passe rapidement sur les autres tremblements que l'on
peut constater dans l'empoisonnement arsenical chronique,
dans l'intoxication par le sulfure de carbone, dans l'usage
et surtout dans l'abus du café, du thé, de l'absinthe, du
tabac, dans l'administraion du curare à dose thérapeutique,
dans l'empoisonnement par les champignons et dans l'ab-
sorption de certains médicaments dits convulsivants. Ce
symptôme n'est là qu'un phénomène accessoire et ne constitue pas un tremblement avec caractères nettement déter-
minés.

Dans la catégorie des tremblements divers nous nous bornerons à dire quelques mots sur le tremblement nerveux et sur les tremblements symptômatiques d'une lésion des centres nerveux.

Tout le monde peut trembler de peur, de colère, de joie ou d'émotion ; mais là combien ne trouvons-nous pas de différences dans chaque individu, surtout avec les névropathes ?

Dans quelques familles le tremblement est héréditaire. Chez quelques sujets nous le voyons apparaitre très facilement à la suite d'excès de tous genres. Ce tremblement est limité et la volonté peut souvent le faire disparaitre.

Dans les tremblements symptomatiques des maladies des centres nerveux nous devons nous attacher surtout à la paralysie générale où ce tremblement est important. Cette étude a été faite depuis longtemps par les médecins aliénistes et dans notre chapitre III nous avons déjà apprécié ce tremblement dans l'écriture. Nous passerons donc rapidement et nous dirons quelques mots du tremblement qui peut se produire dans l'hémiplégie lorsque la flacidité musculaire disparait et que le mouvement commence à revenir alors que le malade veut tenir son bras soulevé, ou lorsque l'hémiplégique veut faire un mouvement volontaire. La cause de ce tremblement nous est inconnue. Plus tard quand apparaissent les contractures dues aux scléroses secondaires de la moelle, on peut voir, malgré la paralysie, les mouvements volontaires s'accompagner de tremblement. On peut le retrouver aussi avec la paralysie et la contracture dans les cas d'atrophie partielle du cerveau (Cotard, *Etude sur l'atrophie partielle du cerveau. Thèse de Paris 1868*).

Dans les convulsions épileptiques et épileptiformes,

9

Fernet observe le tremblement pendant la période clonique. Pour lui c'est un épiphénomène de la convulsion. Nous ferons remarquer que ce phénomène existe non-seulement avant la période clonique mais avant toute convulsion ; il précède même souvent le vertige.

Je citerai seulement le tremblement que l'on trouve dans les myélites, et qui parait lié à une exagération du pouvoir excito-moteur de la moelle. Son étude a été faite par le Dr Hallopeau dans sa thèse *sur les accidents convulsifs dans les maladies de la moelle épinière*, Paris 1871.

Sans entrer dans la physiologie pathologique de ces tremblements et dans les détails des lésions qui les produisent je dirai quelques mots de leur mode de production. Les uns voient là un phénomène paralytique, les autres un phénomène convulsif ; ceux-ci le considèrent comme un trouble de la contractibilité, ceux-là comme un trouble de la vonicité : quelques-uns font même intervenir des centres modérateurs et des nerfs empêchant. Enfin l'on a émis l'idée d'une succession rapide de contractions musculaires etc. Des arguments très sérieux ont été donnés pour appuyer ces diverses théories. Fernet les décrit avec beaucoup de détails et donne, d'après Marey, Charcot et Ferrand, une interprétation nouvelle de ces phénomènes, que nous résumerons en disant que le tremblement consiste en général en un trouble de la contraction musculaire en vertu duquel la contraction est constituée par un nombre insuffisant de secousses élémentaires.

Etant donné le caractère différentiel de ces tremblements envisagés surtout au point de vue de l'écriture, nous

devrons séparer celui que nous retrouvons avant la crise
épileptique ou même le simple vertige, du tremblement
sénile qui porte indistinctement sur toutes les lettres, des
différents tremblements toxiques atteignant aussi l'ensemble
des caractères de celui de la sclérose en plaques, où il est
très accentué comme l'indique le fac-simile n° 1 de Fernet
et où l'on constate un manque de liaisons. Nous le rappro-
cherons de celui de la paralysie agitante et de celui que l'on
peut trouver dans quelques formes de paralysie générale à
une période peu avancée. Le tremblement dans ces diverses
maladies comme chez nos sujets, est surtout limité à
certaines lettres qui exigent l'action des fléchisseurs et des
extenseurs. Chez nos épileptiques toutes les lettres sont assez
bien formées, quoique irrégulières, la lettre e reste ouverte,
ce qui n'a pas lieu dans la paralysie agitante, et le tremblement paraît plutôt limité au délié des lettres, les liaisons sont
ici conservées et peu tremblées. Les zig-zags formés dans
le délié des lettres doivent être aussi considérés. Marcé déjà
les a différenciés dans la paralysie générale et dans la mélancolie avec stupeur. Dans la sclérose en plaque on les a vu
avoir l'aspect d'une ligne brisée. Dans nos faits, nous avons
généralement une forme peu nette plutôt angulaire des zig-
zags.

S'il nous était permis d'interpréter ce tremblement
nous dirions qu'il s'explique pour l'afflux sanguin intra
crânien, qui peut déterminer une excitation de la substance
grise de l'encéphale excitation tendant à se traduire par
des convulsions, et pouvant varier à tous les degrés.
Après la crise nous avons trouvé des lettres grossières,
irrégulières, avec manque de liaison, à l'aspect hésitant,

comme celles de l'enfant qui apprend à écrire. Il nous semble retrouver ces caractères dans l'écriture des mélancoliques avec stupeur, comme l'a décrit M. Max Simon et aussi dans quelques écrits de paralytiques généraux comme l'ont vu Marcé et Legrand du Saulle.

L'interprétation la plus rationnelle de ces derniers caractères graphiques nous paraît devoir être cherchée dans la fatigue musculaire bien expliquable par l'exagération des mouvements pendant la période convulsive. Le malade est forcé de s'appliquer davantage pour conserver à son écriture un caractère lisible.

En terminant l'analyse de documents personnels que nous soumettons aux lecteurs, nous croyons devoir encore faire observer qu'on ne peut les prendre que comme la première page d'un travail sur une question neuve. L'épilepsie est protéiforme ; ses limites mêmes, si nous rejetons hors de son cadre les faits artificiellement rapprochés par l'école de Lombroso, sont loin d'être nettes. L'épileptique larvé a des caractères cliniques d'une variété presque infinie et peut différer énormément de l'homme atteint du *morbus herculeus* classique. L'épileptique de la ville n'est pas celui de l'asile; sa facile émotivité, l'équilibre instable plus ou moins latent de son système nerveux, les mille différences inhérentes à telle ou telle condition sociale peuvent faire varier singulièrement les symptômes aussi délicats que celui qui fait l'objet de cette thèse. Nous demandons seulement que la clinique en tienne compte désormais en les rapprochant des troubles moteurs plus grossiers qui ont déjà inspiré tant de travaux.

Au point de vue médico-légal, la question est encore plus importante. On sait combien nombreuses sont les exper-

tises judiciaires où se pose la question de l'épilepsie. Les
crimes et délits commis par ces sortes de malades sont non
seulement de plus en plus fréquents proportionnellement
aux notions plus intimes que nous acquérons sur les maladies
mentales mais en outre ils sont plus variés qu'on ne se l'ima-
gine ordinairement. A côté du furieux sanguinaire dont le
diagnostic médical est en général rendu assez facile par la
violence même des actes, il existe dans le monde des épileptiques latents dont la maladie est soigneusement dissimulée jusqu'à ce que les infractions à la loi viennent poser la question
dela responsabilité pénale. Comme corollaire de ces faits,
dont naturellement la connaissance s'étend bien au-delà du
public médical, il faut s'attendre à voir des criminels sou-
lever la question d'épilepsie larvée et simuler très habile-
ment cette maladie. Dans ces cas, presque toujours difficiles,
aucun élément de diagnostic n'est négligeable et l'étude des
écrits s'impose à l'attention des experts aussi bien par leur
forme que par le fond.

Si l'on nous demandait quelle est l'expertise médico-légale
que nous proposerions comme exemple typique où les écrits
d'un épileptique ont présenté de l'importance, nous citerions
l'affaire célèbre que Rousselin et Ach. Foville ont publié en
1883 dans les annales d'hygiène et de médecine légale. Il
s'agissait d'un homme qui pendant vingt ans avait été caissier
à la recette principale des Contributions indirectes au Hàvre
et qui menait l'existence la plus rangée, maniant par an
environ soixante millions avec une capacité exceptionnelle.
En 1877 il disparaît au moment d'une inspection en avouant
un déficit de 20,000 francs dans sa caisse. L'enquête faite
par son administration révéla que depuis de nombreuses
années il détournait annuellement des sommes variant de
1200 à 1500 francs et dissimulait ses vols à l'aide de faux

très habiles. Dix jours après sa disparition il venait se mettre sous la main de la justice et reconnaissait la matérialité des faits qu'on lui reprochait sans pouvoir expliquer ce qu'il avait fait de l'argent détourné. Les experts arrivèrent à reconstituer chez l'inculpé toute une histoire pathologique de vingt années établissant qu'il était épileptique bien que ni lui ni sa femme ne s'en fussent jamais aperçu. Le résultat judiciaire fut assez singulier. Les experts concluaient à la responsabilité pour les faux reconnus du sujet et à l'irresponsabilité pour les détournements inconscients qui les avaient précédés. En un mot ils exposèrent devant le jury la théorie de la responsabilité limitée. Le ministère public déclara au contraire que dans son esprit la maladie cérébrale entraînait l'irresponsabilité complète et le prévenu fut acquitté.

Nous ne croyons pas nous tromper en pensant que dans ce fait une expertise en écriture des livres du caissier et des autres écrits de sa main, dirigée dans le sens de nos recherches aurait pu permettre de serrer de plus près le problème posé et éviter la divergence d'appréciation que nous venons de relater.

Dans des faits analogues, les différentes modalités psychiques qui se succèdent chez l'épileptique dans une période de crises pourront être analysées et il n'est pas téméraire d'espérer qu'on pourra jusqu'à un certain point déterminer l'apparition et la durée de certaines phases qui seraient caractérisées par l'inconscience ou par des troubles mentaux y confinant au point de vue médico-légal.

En l'absence de faits positifs, il ne nous est pas possible de développer plus longuement cette question sur le terrain des expertises civiles en matière d'interdiction ou de testament, qu'il nous suffise de signaler la possibilité de l'application de nos recherches à ces cas.

CONCLUSIONS

——

1° On peut observer, chez les épileptiques, par la comparaison de plusieurs écrits exécutés à une date plus ou moins rapprochée de leurs manifestations convulsives ou vertigineuses, des différences très marquées dans la forme extérieure des caractères tracés.

2° Ces différences peuvent être interprétées de la façon suivante : avant l'explosion extérieure de la décharge cérébrale, elles trahissent un tremblement de cause centrale. Après l'attaque elles indiquent un certain degré de parésie. Dans la plupart des cas les premiers de ces troubles graphiques sont assez intimément liés aux symptômes cérébraux pour que leur intensité soit proportionnée à l'imminence de la convulsion ou du vertige.

3° L'examen, fait au point de vue que nous avons étudié, des écrits des sujets que l'on suppose atteint des différentes formes d'épilepsie est donc un élément utile de diagnostic, et dans certains cas il pourrait mettre sur la voie de manifestations morbides essentielles qui sans cela passeraient inaperçues.

4° Ces données trouveront leur application en clinique, elles seront encore plus importantes en médecine légale en permettant d'aider à la détermination presque toujours délicate de la durée des périodes d'inconscience.

VU : LE DOYEN,

LORTET.

Vu, bon à imprimer :

LE PRÉSIDENT DE THÈSE,
A. LACASSAGNE.

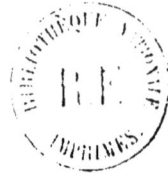

Permis d'imprimer :

LE RECTEUR,
CHARLES.

Lyon, le 30 décembre 1890.

Puisque le tuant de ma pipe est cassé est point de bonne.
Graze moi pas suis le sous j'espère la monte avec une tranquillette
est pas en parler moi gardent l'honnette pour ses messieurs le
30 septembre 1889 (Bron)   Lyard

Et je ji m'est la maint
a la plume tent les fois me
insulter est me voyent a la virtt
je me suis pense les respecter qui
souvent fait pensé un garçon
avec respet est prent de ce voire

                    Lyard Joseph
                              le

Moi je m'est la main a
plume la semesu qui l'on ma
force les retira l'asette cela ma
fait pense   Lyard   qui vous
respect le

Voir un Chef-d'œuvre la semeuu que
je me voyer mal cela ma pas etonné c'est mon
Rude leçon moi mal quente tent les capricieux

        O orta deux fois que l'oro mu
mes Regardé Guisque qui ils en flatter que les
fois cela ma teite pour me faire mal regarder
c'est un chef-tanf pour me tromper cela ma
teite

1— Lyre normal
2— 4 d'heure après ptte crise
3— 1htf après meme crise
4— 3h. après meme crise L'écriture est devenue normale
5— 1/4 heure après crise faible

1 Le 24 Octobre 1889
Monsieur Mathieux illais 2 heurs ét demi du soire au momant ou ze
vous écrie ces deux lignes pour vous dirre que ze ressans des
tramblemant n'erveux au tremans ze me porttrée bien voix la
tout pour le momans Be....lle Edouard

2 Le 25 Octobre 1889 Monsieur Mathieux illais 3 heurs
du soire au momans ou ze vous écris ces deux lignes pour vous
dirre que ze ressans des tramblemant n'erveux aux tremans ze
me porttrée bien voix la tous pour le momans; zanée prix
deux; Be....lle Edouard

3 Le 27 Octobre 1889 Monsieur Mathieux illais
3 heurs et demie du soire au momans ou ze vous écrie
ces qu'elques lignes pour vous dirre que zé prix deux
crise une a une heur l'otre adeux heurs plurien na
vous dirre pour le momans; Be....lle Edouard

4 Le 9 Octobre et demi a 4 heurs ze vous écri ses qu'ell
qui lignes pour vous souettée le bont soir;
Be....ille Edouard

5 Le 11 Octobre à 5 heurs du soire; zemessans
des crampes dans les dois de la mins goches

le 29 Septembre, a 2 heurs et care du soir je vien de prande une crise ordinerre, bient le bont soir a vous Monsieur Mattieu inci qua tout vos camarades R°.....lle Edouard

Bron Le 17 Octobre illais 3 heurs et demie du soire quant je vous écri la crise que jépris A 10 heurs ai demie du Matin Monsieur Matthieux je vous souètte bonne chance ans vaux projais Re...lle Edouard

Le 11 Octobre A 9 heurs et Demis du Matin jée crivait la crise que javai prise a 7 heurs et demie du Matin le même jour; gemeporte pas malle pour le momans genée plurien nas vous dirre pour lemomans; R...lle Edouard

Bron cinquimes Divisyon Le 12 Octobre A 1 heer de la prait midi je vous écri sés lignes pour vous dirre que jée les naires trais agitée R....lle Edouard

Le 13 Octobre A 9 heurs et demi du Matin je vous écrie deux lignes pour vous dirre que jere sans des crampes dans les deux mins; et ans maillans pour vous dirre que jenre pras ressue Maboutteille de limonade pour mapurge R...lle Edouard

1—quelque après grande crise
2—4 heures après grande crise. Le malade se sent trembler crise à venir
3—1 h. 4 après petite crise
4—période de vertige
5—une crise à venir dans quelque heures

1

Bron le 29 Septembre 1889
je vous écris ces Deux mos à 9 heurs
Du matin, et en même temps pour vous
Dire que sa va trais bien Dans se moment

2

Bron le 15 Octobre 1889
Monsieur Mathieux je vous écris ces Deux
lignes, à 1 heure et Demis, et pour vous Dire
que sa va toujours bien, voila qu'el, que
jours, que je ne prent pas De crise,
je pense toujours à force que je gairirit,
esperont tous De même que sa me passera bientôt.
Leon H...et.

3

Bron le 16 Octobre 1889.
Monsieur Mathieux je vous écrit ces Deux
lignes, à 1 heure et en même, temps je vous
Dirit que sa va toujours bien, et voila qu'el
que jours que je ne prent plus De crise
et à force! je ment porte bien mieux. pas

4

Bron le 17 Octobre 1889:
Monsieur Mathieux je vous écrit ces Deux
lignes, à 6 heure Du matin pour vous Dire
que j'ai pris une ne forte crise, et je vous
Diré que j'ai raistés bien lontemps sans en
prendre, enfin esperont que sa sois pas grand
chose, et que sa ne Dure pas, je pense
toujours bientôt que sa poura me passét.

1 - type normal
2 - le malade est angoissé
3 - va prendre une crise la nuit qui viens
4 - a eu une crise dans la nuit écrit le matin

1

Bron le 27 Octobre 1889.
Monsieur Mathieux je vous écrit ces Deux
lignes, à 4 heure, et je vous Diré que voila
7 jours que je née point pris De crise. et je
ment trouve toujours bien mieux. Mais il me
viens temps en temps Des vertiges, mais sa ne

2

Bron le 29 Octobre 1889.
Monsieur Mathieux je vous écrit ces Deux
lignes, à 5 heure, et je vous Diré que j'ai
pris une crise à 4 heure et Demi enfin
espéront que sa me passera. Léon W...t

3

Brons le 9 Octobre 1889
Monsieur Mathieu j'ai pris une crise
le 9 Octobre à 1 heur le temps tots. Mais
je pense toujours que la maladi me pasera

4

Monsieur Mathieux je vous écrit ces
Deux lignes, à 3 heure, je vous Dirit que
j'ai pris Deux crise aujourd'hui, une à
8 heure et lautre à 11 heure et il me viens
temps en temps Des vertiges mais sa ne prent
pas. enfin espéront que sa me passera brentot,
Léon Vc...t.

1— piode de vertiges
2— 1/4 heure apiès rise faible
3— 3 heures apiès fate crise
4— plusieurs heures après une crise

Baijte

1 Ajil De Brant le 14 octau Bre au noure du Saiure

2 le 9 octau Bre 9 eurse soir Baijet

3 B R Prairirt Ba zendit Baijet

9 Lnouf oBre

4 yai eu une cripsé smatin Bajt

1— écriture ordinaire
2— immédiatement avant la crise —
3— au sortir de la crise convulsive
4— plusieurs heures après l'attaque — une crise nouvelle dans une heure

1 Bron le 7 Octobre 1889 le 6 Octobre à 10 heures

avant midi une crise ou le boulanger à été étouffé
vive la République

C........Philippe

2 ou le Boulanger à été étouffé

vive la République C....ier

3 je le Boulipue. le cecincoumpe

je le Rnoulique le 23/12 octobres je ais
j'ais prix je Rnoulique le 23/1 Octobres
ma sœurs viendras me me vois Dimanches
prochains C........Philippe Assille de Bron

4 Bron le 28 Septembre a 8 heures moin un
car de l'an de liberté 1889 ous le
Boulanger à étés ettouffés vive la

République
ous le Boulanger a été ettouffés

vive là République

Asile de Bron 26 Octobre 1889

1 crise verre 10 heurs à peu prés

1 — type normal
2 — va entrer dans période de crises
3 — immédiatement après une crise
4 — le malade a de la peine à écrire, crise à venir
5 — 3 heures après fait crise

Bron le 15 Octobre j'ai éten 1889 a 2 heur
du soir
Bo....rd

Asile de Broon le 27 octobre j'iai pris
as 4 heure u crise Bo....d 1889
Asile de Bron le 28 octobre j'iai pris
as 3 heure un crise Bi via 1889

j'ein ai pasu eu de caca
9 octobre
B....ad

1889
Bron le 12 octobre A 2 heur etmi dellapresmi
Bo.....ro 1889

Septembre le 25, 1889 R. 3, E, y, 5 he du soir
Asile de Bron le 28 Septembre, he du matin 1889

1 — une heure avant forte crise
2 — aprés crises faibles et vertiges
3 — aprés forte crise
4 — plusieurs heures avant crise
5 — avant et aprés une crise

le 25 7bre 1889 a 5 heure du soir
Ma...rie philippy

le 11 octobre 1889 a midi Dernière crise toujour la
même ne pouvire ni mourire toujours souffrire
Ma...rie philippye

le 24 octobre 1889 a 1 heure Dernière absçet
mes jai la tête bien lourde
Ma...rie philippy

le 26 octobre 1889 Dernière absçet a 3 heure
et toujour plusieur foit tou les jour paiere
conecerce Ra.....ie philippy
le 29 octobre 1889 a 4 heure du souar
toujour Des petite crise me coupe la parole plusieur
foit par jour et sa me pase desuite mes jen
et De joi Dipérament enfin plee de courage je me
sentirès pouvoir menyet sur le cou jamaltête
Ma.....rie philippy Dernière crise a 2 heure

Ma...ri Defrançois Des baraque du 79
Asile DeBron le 5 ar...md a Deux heur
Aprémidi Dusoir ———

Asile DeBron le 26 Septembre, a 4 heur Dusoir
De l'an de liberté en 1889 ou boulanze
Vꭓé a été étouffé Vive la République

1— iritire habituelle
2— entre deux crises rappochés
3— une heure après vile moyenne
4— succession de petite crises
5— après une va-et-va entier dans période d'agitation
6— iritire ordinaire, plusieurs heures après une vise

1

Le 30 septembre a.....nto[

je prie m crise vendret

cela ....

amanto[

12 octobre je prie une crise de éphle

le mistine a......nto[

3

Asilede Bron

25 le

2 françois Per.....

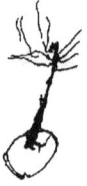

Maile octobre 1889
françois Pre.....

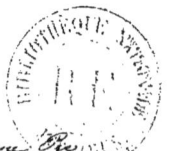

1 — type d'écriture une heure environ après une moyenne
2 — avant la crise le malade signe Par plusieurs heures après signe Pre
3 — spécimen de signature d'un Épileptique semi-idiot dessin représentant un arbre

www.ingramcontent.com/pod-product-compliance
Lightning Source LLC
Chambersburg PA
CBHW050616210326
41521CB00008B/1272